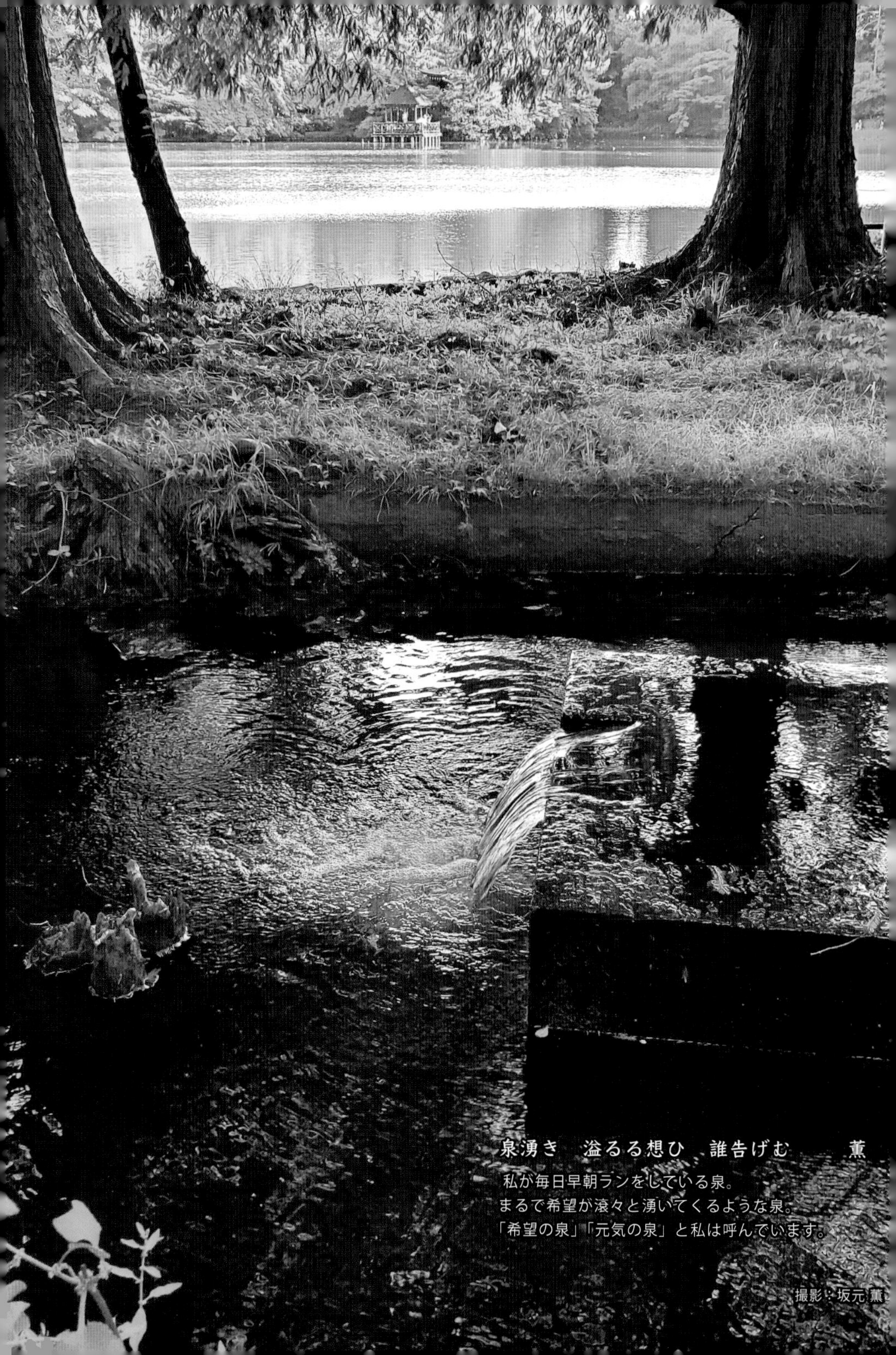

泉湧き　溢るる想ひ　誰告げむ　　薫

私が毎日早朝ランをしている泉。
まるで希望が滾々と湧いてくるような泉。
「希望の泉」「元気の泉」と私は呼んでいます。

撮影・坂元 薫

読む抗うつ薬を届けます

もう生きていたくないと
思ったことがあるあなたへ

医療法人和楽会　赤坂クリニック院長

坂元 薫

読む抗うつ薬を届けます

もう生きていたくないと思ったことがあるあなたへ

医療法人和楽会　赤坂クリニック　院長　**坂元薫**

はじめに

書店や図書館に行ったり、ネットで検索したりするとうつ病をはじめさまざまなメンタル不調に関する本は数えきれないほどたくさんあります。そうしたなかで本書を手に取っていただき嬉しく思います。

うつ病という病名を聞いたことがない方はまずいないと思いますが、皆さんは、うつ病と聞くと何を連想されますか。ご自分をはじめ、ご家族やお友達でうつ病にかかったひとがいるかもしれませんね。会社の同僚や部下でうつ病で休職しているひとの顔が浮かぶかもしれません。

私は精神科医になって40年間で10万人以上のうつ病の方々に出会ってきました。そしてそうした方々の笑顔を取り戻したい一心で臨床活動を休むことなく続けてきました。しかし、そうして出会ったうつ病やその家族の方々に、「うつ病です」と診断名を告げて喜ばれたことは一度もありません。ごくまれに、「自分のつらさが自分の性格の問題ではなくてうつ病という病気のせいだと分かって安心した」とほっとされた方に出会ったこともありますが、それは10万人にわずか数人という率の低さでまるで宝くじの高額当選者に出会うようなものです。

うつ病と聞いて多くのひとの反応は二つに分かれます。ひとつは、うつ病は首を吊って死んでしまうような重い精神病だと恐れおののき忌避しようとするひと。そしてもうひとつよく見られる反応はまさにその対極にあって、「そんなものは病気のうちに入らない。気の持ちようだ、根性が足りないからそんなことになるのだ。仕事や学校に行きたくないから病気のせいにしているなまけ者ではないか。甘えだ」などというひとまでいます。

うつ病を正しく理解することが本人にとっても周囲の家族にとってもまず治療の第一歩になるのですが、これではなかなか適切な治療につながらないのではないかとずっと危惧してきました。

躁うつ病は今世紀になってから双極性障害とよばれることが多くなりました(さらにこれからは双極症とよばれることになります)。うつ病という実にポピュラーな病気に関する理解もこの程度ですから双極性障害に関しての一般の方の理解はさらに不十分なのは推して知るべしではないかとさらに危惧していきます。

うつ病をはじめさまざまな精神疾患の正しい認知と対応を妨げるもっとも大きな要因は何でしょうか。それは世間一般の人々が精神疾患に対してまだまだ根強く抱いているスティグマ(偏見)であるといわざるを得ません。うつ病の方に「うつ病ですから一緒に治療に臨みましょう」と説明しても抵抗にあってしまうことも少なくないわけですが、それは「セルフスティグマ」のせいではないかと思うのです。つまりスティグマは周囲の人々だけでなく自分自身の中にもあるわけです。自分がそんな精神病のわけがない…とうつ病であることをどうしても認めたくないひとも少なくないようです。

癌、脳卒中(脳血管障害)、心筋梗塞(冠動脈疾患)、糖尿病という4大疾病にうつ病や認知症などの精神疾患が加えられて5大疾病とされたのは2013年からのことですが、他の4大疾病に対する一般の方の理解とうつ病をはじめとする精神疾患に対する理解にはまだまだ非常に大きな差があるような気がしてなりません。その大きな理由はスティグマなのではないでしょうか。

本書の第一の目的は、まだまだ一般的に十分理解されているとはいえない、うつ病や双極性障害やそれに関連する不安症や不眠症に関して正しく理解していただくことです。うつ病の理解が進まないひとつの理由としてスティグマを挙げましたが、もうひとつはうつ病が包含するその多様性にあると思います。つまりうつ病と一口で言っても内実は実にさまざまです。

本書では、まず病態編としてうつ病や双極性障害の病態や症状、診断の仕方、そして具体的な治療法、さらには家族や友人など周囲の方々の接し方に関しても具体的に例を挙げてお話ししていきます。そうした病態編に引き続いて、受診編として、実際に受診される際に受診機関の選び方や受診上の注意点、セカンドオピニオンの問題などについてもお話しをしていきます。うつ病にしても双極性障害にしても再発しやすい病気なのです。そういった方々にとって最良の治療は予防療法です。こうした予防療法は、まだうつ病や双極性障害になったことがないという人々がうつ病にならないようにするためにも役立つものと思っています。受診編に引き続いて予防編でメンタル不調全般の予防についてもたっぷりお話しをしていきたいと思います。

病態編、受診編、予防編と順に読み進んでいくのが良いと思いますが、本書はどこから読み始めてもいいように考えて執筆しました。

こうしたうつ病や双極性障害に関する本は、私自身もずいぶんと読んできました。そのなかで思うことは、学術的で科学的に実に正確であるものの難解で実際にこうした病気で苦しむ方々や家族が読んでもあまり理解できないのではないか、あるいは実地に活かせそうもないのではないかというものもありました。それは専門家向けの書物なので仕方がないのかもしれません。

では一般の方向けに平易に書かれたものが良いということになるのですが、そうしたもののなかには、理解しやすいことを主眼とされたためか、表層的であったり、エビデンスや学術性が重視されておらず、正確な理解につながらないのではないかと感じたものが少なからずありました。

さらには、ひとつの治療法の有用性を強調するあまり他の治療を否定するようなものもあります。たとえば一切薬は使わず運動療法あるいは食事療法のみでうつ病は治るというようなものもあります。たしかにそれで改善するうつ病の方がいることも事実ではあると思いますが、それのみが強調されて他の治療を否定するようなことは、うつ病や双極性障害の正しい理解につながるどころか場合によってはその阻害になるのではないかと危惧することもあります。

本書では、学術的かつ科学的正確さを失わず、自身の40年に及ぶ精神科臨床医としての診療活動、学術・研究活動から得た経験とエビデンスのすべてを統合して、可能な限り非専門家の一般の方にも理解しやすいようにとの気持ちをこめて執筆しました。

なお本書では、読者の皆さんの理解の助けになればと私が日々の診療で出会った方々の例を随所にご紹介してありますが、プライバシー保護のため事実関係を損なわない範囲で表現内容を一部改変してあることを申し添えておきたいと思います。

うつ病や双極性障害で苦しむ方々、そしてそうした方々をこころから気遣う家族や友人が笑顔をふたたび取り戻せるような「読む抗うつ薬」になれば至上の喜びと思っております。

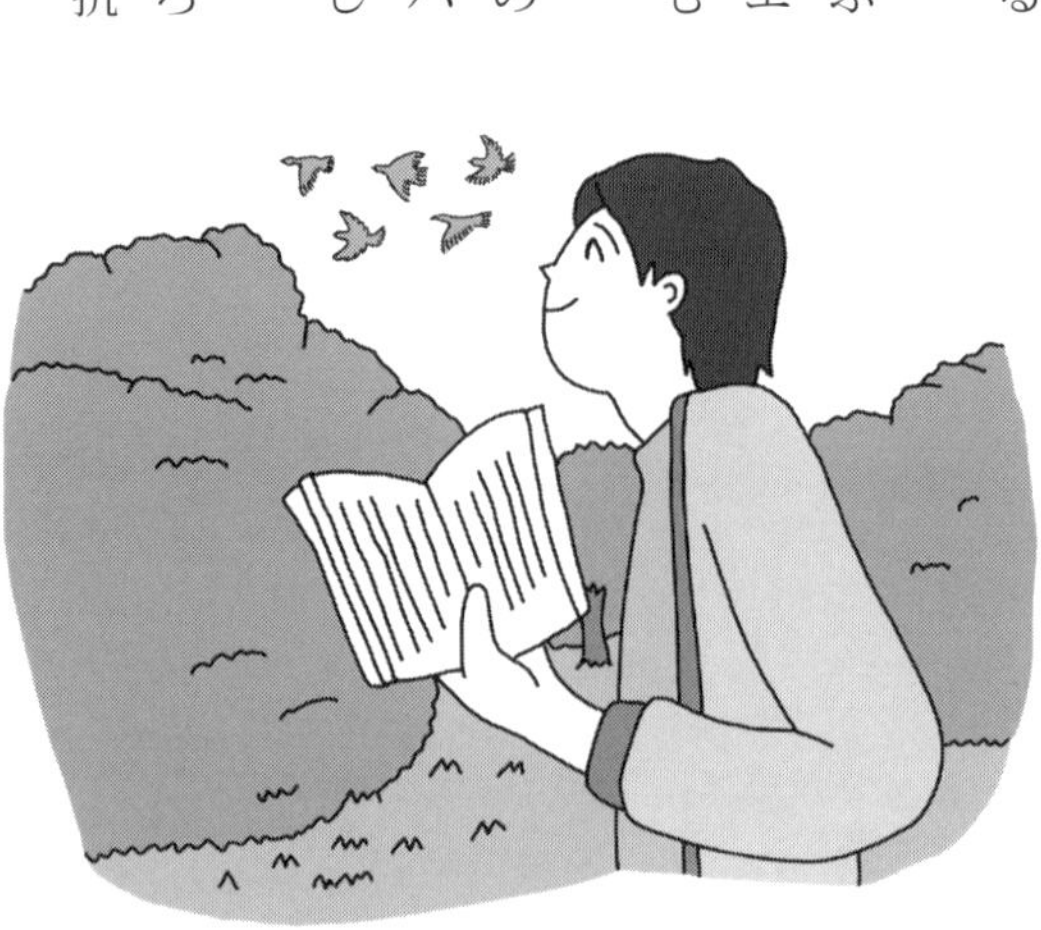

目次

受診編—自分や家族がうつ病かなと思ったらどうしたらよいのか？—

予防編―もう「うつ」にはなりたくない、どうしたらよいのか―

病態編

―さまざまな「うつ」を徹底解説します―

- うつ病
- 双極性障害

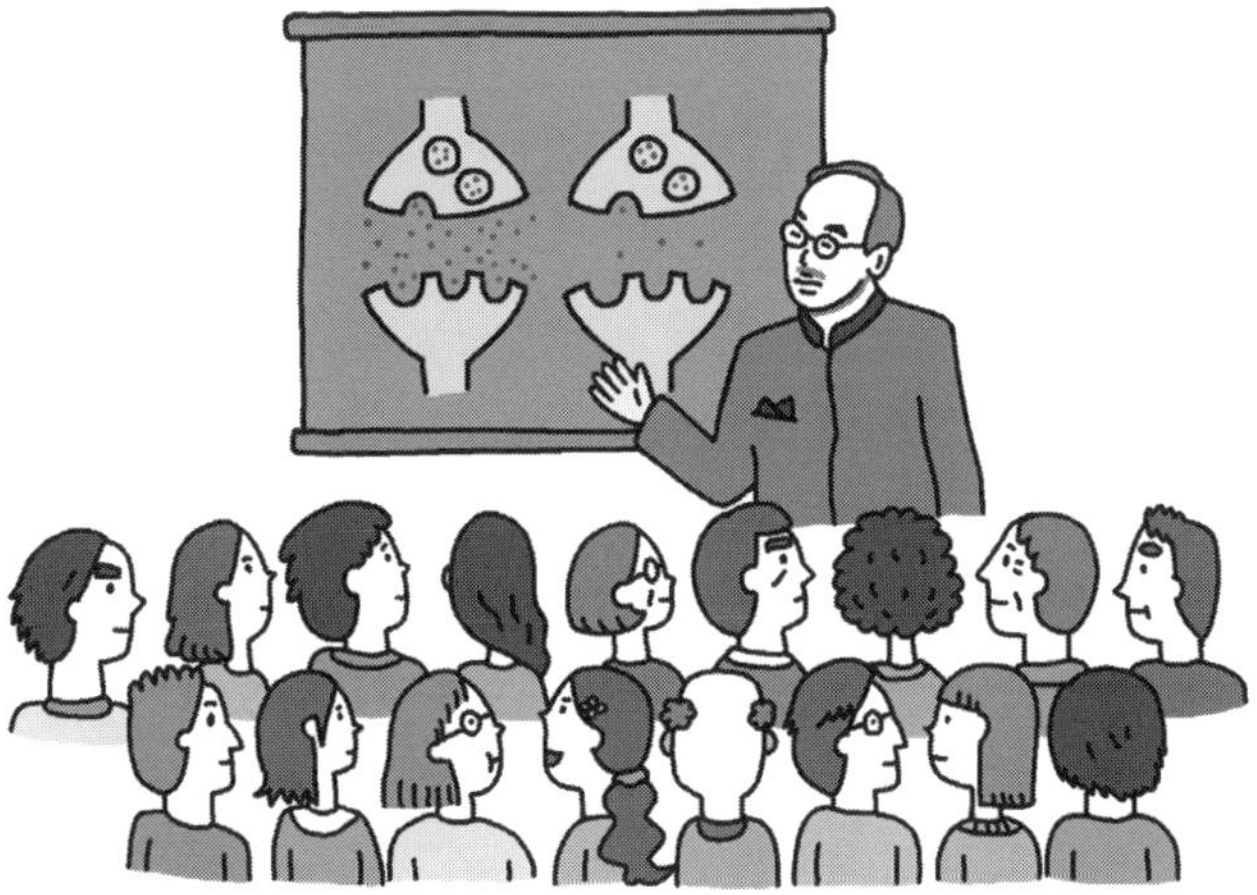

1 知っていそうでよく知らないうつ病

うつ病は見逃されている

うつ病の有病率は各報告で多少のばらつきはあるのですが、時点有病率（ある時点でうつ病のひとの一般人口に占める割合）は1～5％、12か月有病率（ある1年間でのうつ病のひとの割合）は4～12％、生涯有病率（一生のうち少なくとも1回はうつ病になるひとの割合）は13～17％と高い数字が報告されています。さらに女性の有病率は男性の2倍であることも知られています。またうつ病は20代から40代での発症が多いのですが、10代での発症や高齢になってからの発症もしばしば見られます。

そうした高い有病率が物語るようにうつ病は決してまれな病気などではありません。しかし、そんなポピュラーともいってよいうつ病ですが、どのくらいのひとがきちんとした診断を受けてきちんとした治療を受けているのでしょうか？残念なことに適切な治療を受ける機会に恵まれているひとはほんの一握りにすぎないことがこれまで繰り返し指摘されてきました。

かつてわが国でおこなわれた電話や、Web-siteによる大規模な疫学調査(1)では、うつ病と判定されたひとのうち、精神科や心療内科を受診しているのは、9・7％にすぎず、44・7％は内科などのプライマリケア

（第一線の家庭医、総合診療科など一般内科系診療所）とよばれる一般のクリニックを受診していることが報告されています。またうつ病の治療においてほとんど不可欠ともいえる抗うつ薬によって治療されているひとは4・7％にすぎないことも明らかにされています。日本は少なくとも医学の面ではまだ先進国だと思うのですが、どうしてこうした事態が生じるのでしょうか？

いろいろな理由があるのでしょうが、おそらく最大の理由は、本人にとっては、「落ちこんだ状態」が医学的治療で治せる病気であるとは思えないことかもしれません。憂うつでたまらなく気分も滅入ってしまい、周囲のものすべてが暗く見えてしまうようななんとも言えない暗く長いトンネルにポツンとひとりでいるようなつらい状態なのです。しかし目に映る人々はそんな自分とは無関係に元気そうで何の苦もなく楽しそうに会話をしたり、食事をしたりしている。誰に言っても自分のこのいやな気分は分かってくれそうにない。そもそもどのように伝えていいか分からない。ましてそんな絶望的な暗い気持ちは病院で相談したり助けを求めたりするような問題ではないと理由もなく思いこんでしまっているのではないでしょうか。

周囲の気の置けない友人たちなどにそうしたつらさを打ち明けて相談したり、さらに家族に話してみたりしても、「自分でもそんなことときどきあるし…、気の持ちようじゃないの…」「頑張ればなんとかなるよ…」などと言われて、さらに逃げ場のない状態に追いこまれてしまうこともあるかもしれません。

第二の理由は、意を決して医療機関を受診しても、誤診されたり見逃されたりすることが少なくないことではないでしょうか。では、なぜ医療機関で見逃されたり誤診されたりするのでしょうか。

普通は、落ちこんでいたらまずメンタルクリニックや心療内科、精神科を受診するものだろうと思いがちですが、そうではないのです。あとでお話ししますようにうつ病は意外にも身体の症状がたくさん出る

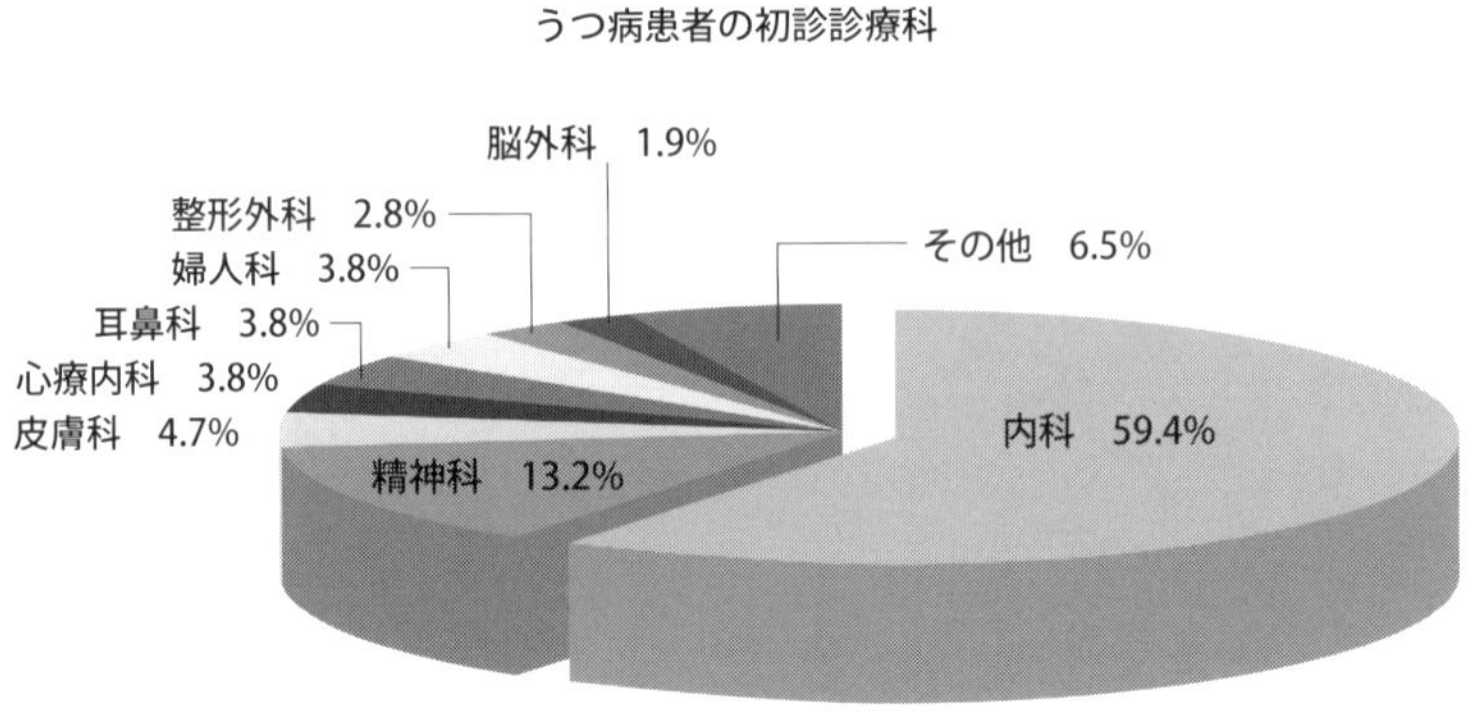

図1 うつ病治療の現状

三木 治：最新精神医学 1 (2) : 157, 1996

病気でもあるのです。悩みは病院で相談するものではないという思いはあっても、いろいろと身体の症状があるので内科などへの受診の抵抗感はそれほど強くはないのでしょう。そのためうつ病のひとは「とりあえず、内科を受診しよう」と思われる方が圧倒的に多いのです。このことには、まだまだ精神科をはじめメンタルクリニックは敷居が高いと感じられる方が少なくないことも関係しているのでしょう。

かつてプライマリケアにおけるうつ病の診断と治療を調査した報告[2]によりますと、うつ病患者が最初に受診した医療機関では内科が59・4％と最多であり、次いで精神科13・2％、心療内科など3・8％であったというのです（**図1**）。

では、初診時にどのような診断や説明を受けたのでしょうか。それに関しては、正しくうつ病・うつ状態とされたものは12・5％にすぎず、その他は、「異常なし、気にしないでよい」、「ストレスによるもの」、「自律神経失調症」、「神経症」、「更年期障害」、「消化器疾患」、「風邪」と言われたり、「何も言われなかった」、「説明がよく分からなかった」とするものが数十％に及んでいたというのです。

では、プライマリケアでうつ病が見逃されてしまう理由はどこになるのでしょうか。そのひとつは、受診科の専門領域の身体症状しか訴えないうつ病患者の割合が高いことが挙げられています。たとえば内科を受診された方は頭痛、動悸、咳や息苦しさ、胃のむかつきや食欲低下、そして倦怠感などといった身体の症状を主に訴えるのではないでしょうか。

耳鳴りやめまいが目立つひとは、耳鼻科を受診して、そうした症状のことを訴えることになります。あとで詳しくお話しできればと思うのですが、私は、耳鳴りとめまいの治療では日本有数の耳鼻科クリニックに併設されているメンタル外来でも診療しています。耳鳴りとめまいを主訴に耳鼻科クリニックを受診される方々のなかには不安や抑うつ症状を持つひとが約半数と非常に多く、うつ病や適応障害のため精神科的治療が必要なひとが多いことに毎回驚いています。

しかしうつ病が見逃される最大の理由は、そうしたプライマリケアや内科、耳鼻科などの医師がうつ病を重要な鑑別診断のひとつとして念頭に置き、精神症状をきちんと診察しないことに尽きるのではないでしょうか。

プライマリケアの初診場面以外でもうつ病は決してまれな疾患というわけではありません。というのもうつ病は、4大疾病とされる癌の20～38％、冠動脈疾患の16～19％、糖尿病の24％、脳卒中の27％という非常に高率に見られるからなのです。[(3)]

さらに一般成人を対象とした最近の米国の調査では、COVID―19（新型コロナ）感染症拡大の前後で抑うつ症状の有症率は8・5％から27・2％と約3倍に増加したこと[(4)]やうつ病の有病率も8・4％から14・4％へと約2倍上昇したこと[(5)]などが報告されています。また世界規模での調査[(6)]によれば世界的にうつ病は5320万人（27・6％）、不安症は7620万人（25・6％）増加した可能性が指摘されているのです。

文献

(1) 山田浩樹、大坪天平、幸田るみ子ら：Web-site によるうつ病の有病率調査．精神神経学雑誌，105:1327-1328,2003
(2) 三木治：プライマリケアにおけるうつ病の実態と治療　心身医学 42（9）,585-591,2002
(3) Wise MG, et al：The American Psychiatric Press Textbook of Consultation-Liaison Psychiatry: Psychiatry in the Medically Ill　Washington, DC, 2002
(4) Etmann CK, et al: Prevalence of Depression Symptoms in US adults before and during　the COVID-19 pandemic. JAMA Network Open 3（9）:e2019686. doi:10.1001,2020
(5) Daly M, et al: Depression reported by US adults in 2017–2018 and March and April 2020. J Affect Disorder 278 :131-135,2021
(6) COVID-19 Mental Disorders Collaborators：Global prevalence and burden of depressive and anxiety disorders in 204 countries and territories in 2020 due to the COVID-19 pandemic, DOI:https://doi.org/10.1016/S0140-6736（21）02143-7,Lancet 2021

うつ病になるとどのような症状が出るのか

うつ病ではどのような症状が見られるのでしょうか。うつ病というと精神科の病気なので、主に精神的な面だけに症状が出て、身体の面にはあまり問題となる症状が出なさそうだと思うひとが多いかもしれません。しかし、うつ病は精神面でも非常に多彩な症状が見られるだけではなくて、実は身体面での症状も実に多彩なのです。ですから、うつ病になるとこれまでお話ししてきましたようにまずは内科などの一般の診療科を受診することになるわけです。しかしそこで診察や検査を受けても、たいていは「問題ありません」と言われてしまって、そこで終わってしまうことが少なくないことはさきほど見てきた通りです。しかし身体症状は、うつ病の重要な症状なのです。身体症状のないうつ病はないと言っても過言ではありません。まずは身体症状から見ていきましょう。

うつ病の身体症状

不眠、食欲減退がしばしば見られるのですが、逆に過眠、過食が見られることもあります。過眠、過食は毎年のように冬になるとうつ病を繰り返す季節性うつ病（冬季うつ病）でよく見られる症状です。またうつ状態だけでなく躁状態も見られる双極性障害のひとがうつ状態になったときにもよく見られる症状でもあります。「眠りすぎるほど眠れて、食べすぎるほど食べられて、うつ病のはずがない」と思いがちですが、そうした非定型的な症状を出すうつ病も少なくないのです。

図2にありますように性欲減退、全身倦怠感、易疲労感のほか、頭痛、頭重感、耳鳴り、目のかすみ、胸部の圧迫感、息切れ、口渇、肩こり、動悸、胃部不快感、手足の冷感など実に全身にわたるさまざまな身体症状がうつ病では見られるのです。そして重要なことは、これらのどれかひとつのみが見られることはまれで、複数の身体症状が同時に見られることが多いということなのです。

このように身体の症状がいくつも見られるとき、皆さんはどのように考えますか。「こんなにあちこちの具合が悪くて、これは重い病気か、なにか悪い病気ではないか」と考えるひとが多いのではないでしょうか。

ところが、一般的な内科医から見るとそのような多彩な症状を訴える方が来られると重い病気を想定するどころか逆に「不定愁訴」と考えて、検査結果で見るべき異常がない場合などは訴えの多い厄介な患者として真剣に医学的治療をおこなおうとする姿勢が弱くなってしまう傾向があるようです。私は、主に内科の医師を対象とした「うつ病診療講習会」の講師を全国各地で、もう20年以上も務めてきました。その際にはこうした多彩な身体症状が見られ、その症状を説明するに足る異常な検査所見がない場合には、まずうつ病を疑う姿勢がなによりも重要なのですと力説しているのです。

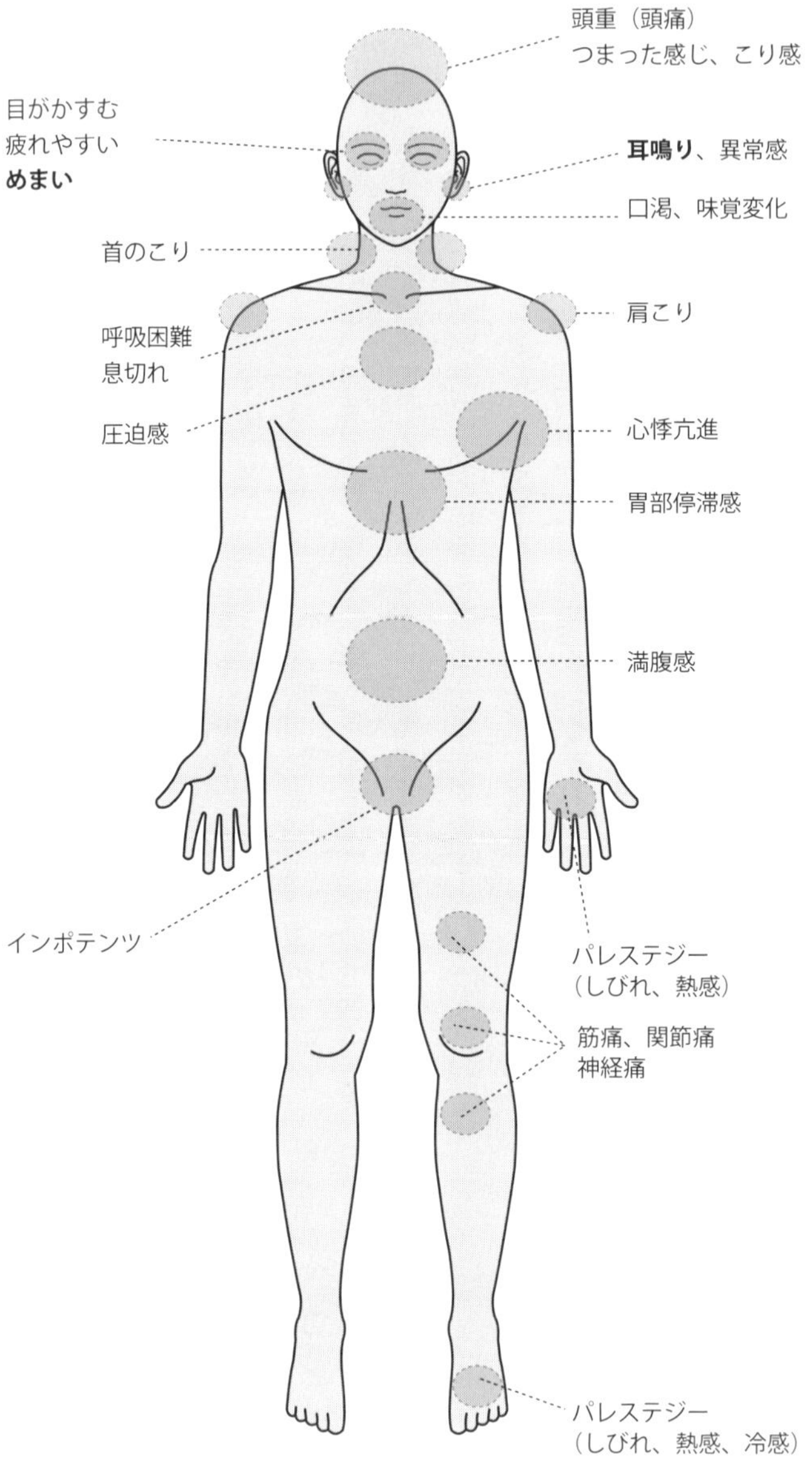

図 2　うつ病の身体症状の好発部位と好発症状

うつ病の精神症状

精神症状としては、感情(気分)の障害、意欲の障害、思考の障害などがあります。

気分の症状としては、気が滅入る、気が沈む、気が晴れない、憂うつ、などといった抑うつ気分や絶望感などがあります。また興味・関心・喜びの喪失も重要な症状です。何をしても楽しいと思えなくなります。以前、ゴルフやテニス、カラオケなどが好きで休みのたびに行っていたひとがぱったりと行かなくなります。テレビを見ても全然興味が持てなくなります。世間の動きもどうでもよくなります。ですからテレビや新聞も見なくなります。ネットのニュースも見なくなります。

不安はパニック症や全般性不安症、社交不安症といった不安症(不安障害)の主要な症状なのですが、実はうつ病の主要症状のひとつでもあるのです。不安のまったくないうつ病の患者さんを見つけるのが難しいほどです。

不安は未来への戦慄ともいえ、究極的には死の恐怖につながるものなのです。一方抑うつは過去のちょっとした出来事について「あのときあんなことをしなければよかった」などと後悔しては憂うつになり、ひとに言われて傷ついた言葉などをいつまでもくよくよと反芻しては憂うつになる状態でもあるのです。うつ病は、時間軸から見ると未来と過去というまったく正反対の方向を向いている症状が同時に見られる病気でもあるのです。また不安が強いほど、うつ病が重くなることが多いのです。というよりうつ病が重くなると不安も強くなるのです。つまり不安の強さはうつ病の重症度のバロメーターでもあるのです。

典型的なうつ病では、これらの症状が朝方に一番悪く午後から夕方、そして夜にかけて少しずつ改善するという気分の日内変動が見られることが多く、うつ病の診断のポイントのひとつとなっているのです。

意欲の障害としては、億劫感、仕事・家事の能率や社会活動性の低下などが見られます。また頭の回転が普段よりも遅いという思考面、認知面での障害と合わせて意志・思考制止とよばれます。仕事の書類などに目を通していても内容はさっぱり頭に入ってきません。ただ字面を追っているだけで何が書かれているか理解するところまでいきません。読書をしていても同様です。こうした認知機能の低下が見られれば仕事の能率ががくっと落ちてしまうことはいうまでもありません。

そのほか、思考面の障害としては、自責感、希死念慮、妄想などが見られるのです。自分の現在の落ちこんだ状態は、自分の性格が弱くてなまけているからこうなっているので、いろいろな面で周りに迷惑をかけてばかりいると終始自分を責め続けてしまうのです。

さらには、こんな自分が消えてなくなったほうが周囲の迷惑にならなくていいと思うようになってしまうのです。そしてもうこのつらさに耐えられない、早く楽になりたい、すべてを終わりにしたいと思うようになってしまうのです。それが希死念慮です。つまり自殺願望が強くなってしまうのです。希死念慮にも軽いものから重いものまであります。具体的に自殺の方法を考えたり、大量の薬をためていたり、ロープを購入したりするようになったら危険なことは言うまでもありません。

妄想といえば統合失調症の症状ではないかと考えてしまうひとが多いかもしれません。うつ病でも妄想が生じるというのは不思議に思われるかもしれません。しかし、うつ病でも重くなると、「取り返しのつかない罪を犯してしまった」、「他人に意地悪なことを散々言ってきて傷つけてしまった」というような罪責妄想や、「もう生活していけないほど経済的に行き詰まってしまってどうしようもない」などといった貧困妄想が見られることもあります。こうなりますと、周囲や医師が、そんな事実はまったくないから安心して、といくら言っても納得させることができません。

妄想とは、周囲の説得にも決して納得せず事実ではないことを確信してしまっている状態なのです。こうなると言葉は無力のことが多く、妄想の根底にあるうつ病を薬物療法をはじめとする身体的な治療で良くしていくことを考えざるを得なくなるのです。

うつ病はどのように診断するのか

これまで見てきたような症状が明瞭に認められ、それが数週間以上といった一定期間毎日持続すればうつ病と診断されることになりますが、ひとつ忘れてはいけないことは、一般身体疾患（甲状腺機能低下症、膠原病など）や薬物（インターフェロン、ステロイドなど）によってうつ状態になることもしばしばあることです。たとえば甲状腺機能低下症をきたす橋本病や逆に甲状腺機能亢進症をきたすバセドウ病はうつ病と区別がつかないようなうつ状態を呈するのです。ですから初診のときには血液検査によって甲状腺機能をきちんとチェックしておくことが必要となるのです。そうした身体疾患や薬物に基づくうつ状態を除外することもうつ病診断の大切なプロセスなのです。そうしたことを箇条書きのようにまとめたものが、以下にお話しをしていくうつ病の診断基準なのです。

現在国際的に広く使用されている米国精神医学会の診断基準であるＤＳＭ—５のうつ病／大うつ病性障害の診断基準を見てみましょう（**表1**）。それぞれの項目の症状はこれまで見てきたものばかりですね。

この基準に従って診断するにあたって注意することが二つあります。ひとつは、少々くどいようですが、さきほどお話ししましたようにうつ状態の基盤に身体の病気や薬物の影響がないかどうかをもう一度きち

表1　DSM-5によるうつ病/大うつ病性障害診断基準

米国精神医学会　精神障害の診断・統計マニュアル第5版（DSM-5）2013年より

A. (1)～(9)のうち5つ以上が同一の2週間に、ほとんど一日中、ほとんど毎日存在する。少なくとも1つは(1)または(2)である。

(1)抑うつ気分
(2)興味、喜びの著しい減退
(3)著しい体重減少・増加、または食欲の減退または増加
(4)不眠または睡眠過多
(5)精神運動性の焦燥または制止
(6)易疲労性、または気力の減退
(7)無価値観、または過剰あるいは不適切な罪責感
(8)思考力や集中力の減退、または決断困難
(9)死についての反復思考、反復的な自殺念慮、自殺企図、自殺計画

B. 症状が著しい苦痛または社会的・職業的な障害を引き起こしている。
C. そのエピソードは物質の生理学的作用、または他の医学的疾患によるものではない。

んと検討することです。そうした身体の病気があればうつ病とは診断されません。

そしてもうひとつ大事なことは、各症状に対する「ほとんど一日中」あるいは「ほとんど毎日」という限定句が見られることに注意することです。こうした「限定句」は、なんのためにあるのでしょうか。

もしこの限定句がなかったとしましょう。たとえば、月曜日の朝、会社に行くのが億劫でまた1週間が始まるのかと思うと憂うつになるものです。食欲もあまりないので栄養ドリンクにパン1枚ということもあるかもしれません。身体もだるいものです。日曜日の晩には何度も目覚めて朝も4時ごろから起きてしまっていたかもしれません。頭の回転もあまりよくありません。しかしそれでも出勤してみると、なんとかなって1日が無事に終わっているかもしれませんね。火曜日以降はそのような状態もだんだん緩和されてきて週末になると土日どこに遊びに行こうかと考えてわくわくするようになる。そんなことはありませんでしょうか。

例の限定句がなければ、こういう比較的ありふれた

状態もうつ病と診断されてしまうことになってしまうのです。つまりこの限定句をきちんと適用しないとうつ病診断はどんどん拡散してしまうことになりかねません。極端な場合には、「憂うつでやる気がしない」と言ったら、「はいあなたはうつ病」ということになりかねません。さきほどまでは、うつ病の見逃しの問題点についてずいぶんとお話ししてきましたが、このように見逃しと同時に過剰診断の問題もあるのです。

ここからは、少し複雑になるのですが、限定句をあまり厳密に適用しすぎてしまうとうつ病診断が激減してしまうことにも注意しなくてはいけません。どういうことでしょうか。

たとえばうつ病の症状の日内変動が著明なひとは、ともかくも朝の不調が著しくて午前中いっぱいから午後にかけて憂うつな状態で過ごすのですが、夕方ぐらいから大分楽になってくることも少なくありません。このような場合に「ほとんど一日中」を満たしてはいないからとうつ病を否定するのには問題がありま す。また1週間のうちでも2～3日はそれほど症状に苦しめられることが少ない日があるかもしれません。これを「ほとんど毎日」を満たしていないからとうつ病を否定してしまうことにも問題があるのです。

うつ病の診断は精神医学のなかでは比較的難易度が低い部類に属すると思われがちですが、こう見てくると決して簡単なことではないことが分かっていただけたでしょうか。

ここからは少し専門的な話になりますが、この大うつ病エピソードが1回のみ見られるものは、「大うつ病性障害、単一エピソード」と診断され、大うつ病エピソードを反復して繰り返していて、あとでお話しするような(軽)躁病エピソードが経過中に一切見られないものは、「大うつ病性障害、反復性」と診断されるのです。うつ病エピソードだけで躁病エピソードがないので従来は単極性うつ病とよばれてきたものに相当することになります。うつ病エピソードや躁病エピソードという用語には違和感を感じられるかもしれませんが、うつ病や躁病が発病してから通常の状態に回復するまでの数か月間の病気である期間のことを精神医学では「エピソード」とよぶのです。

うつ・抑うつ気分・うつ状態・うつ病はどう違うのか

この見出しに挙げたうつ、抑うつ気分、うつ状態、うつ病といった言葉はいろいろな場面で目にすることがありますが、どのような違いがあるのでしょうか。実は、医学の世界でもこうした用語がさまざまに用いられてやや混乱しているのが現状なのです。

ここでこの点を明らかにしておきたいと思います。さきほど説明したような抑うつ症状、たとえば抑うつ気分(憂うつ気分)、興味・関心の減退、意欲低下、不眠などが数個揃えばとりあえずうつ状態ということになります。そのうつ状態の中でうつ病の診断基準を満たすものだけをうつ病というのです。なお精神医学用語では「うつ」の前に「抑」をつけることがあります。聞き慣れないかもしれませんが、抑うつ症状、抑うつ気分、抑うつ状態といったように表現されることが多いのです。

では、(抑)うつ状態なのにうつ病の診断基準を満たさないものは何なのかということになりますね。そのなかには、まず身体疾患や薬物によるうつ状態があります。そして正常のうつ状態(死別後のうつ状態など)や適応障害によるうつ状態などもあるのです。

うつ状態というと病的なものだと思う方が多いのではないでしょうか。したがって正常のうつ状態というと不思議に思われるかもしれません。しかし、長年かわいがっていたペットの死やそれ以上に長年連れ添ったかけがえのない配偶者や親兄弟といった肉親を喪ったときに哀しみに暮れるのは十分了解可能で自然な感情なのです。そうした状態は決して病的ではなく「正常なうつ状態」なのです。つまり、うつ状態すべてが病気ではないのです。ただし、喪失の悲しみの程度があまりにも強くいつまで経っても続く場合にはうつ病を疑わなければなりません。

また適応障害とは、明白なストレス要因に反応してうつ状態（あるいは不安状態）になるような場合なのですが、正常のうつ状態と適応障害の違いはどこにあるのでしょうか。それらの違いは、仕事や家事や学業といった社会的機能の障害の有無にあるのです。つまりそのうつ状態のために家事や仕事そして学業の支障が生じて仕事を休むようになったりするとそれはもう正常のうつ状態ではなくて適応障害ということになって何らかの治療的対応が必要となるのです。

うつ病と適応障害はどう違うのか

では適応障害とうつ病の違いはどこにあるのでしょうか。それは、そのうつ状態がうつ病の診断基準を満たすかどうかによるのです。繰り返しになりますが適応障害は、明白なストレス因に反応してうつ状態になるような場合だとお話ししましたが、もしそうしたストレス因に引き続くうつ状態がうつ病の診断基準を満たすほど重ければ、たとえいくら明白なストレス因があっても適応障害ではなくてうつ病と診断するのです。

ここまで見てきましたように、うつ状態はそのもっとも中核部分のうつ病を中心として正常なうつ状

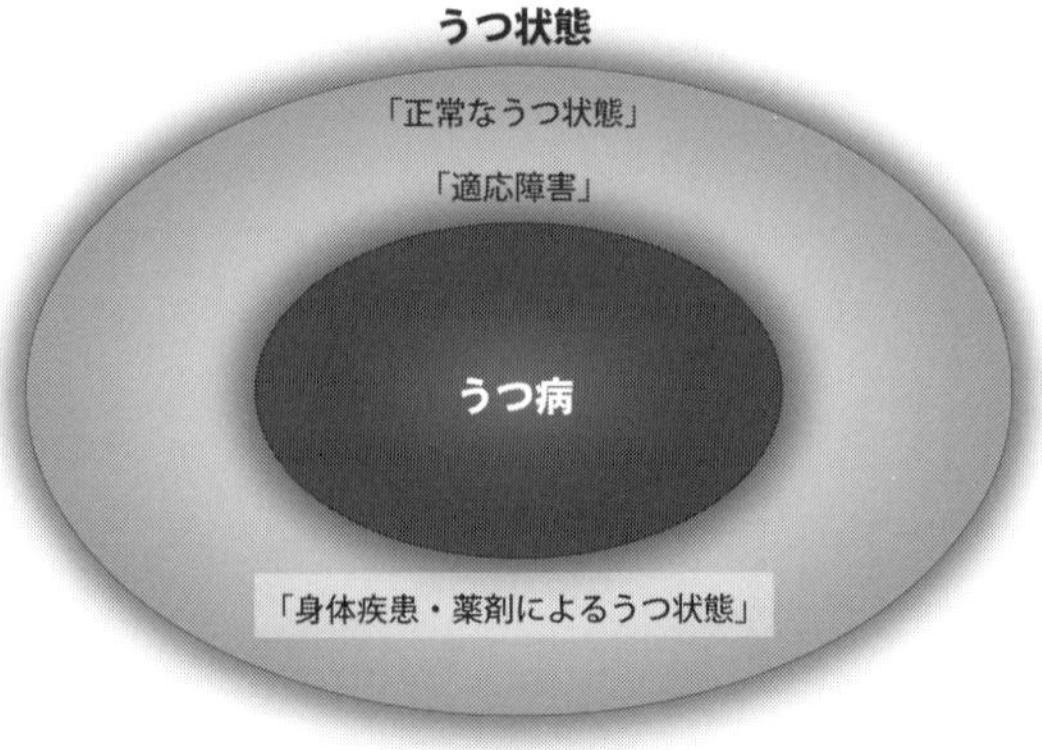

図3　うつ状態は広い概念－その最も中核はうつ病

態や適応障害をも包含し、さらには身体疾患や薬物によって生じているうつ状態までも包含するかなり広い概念なのです(図3)。それなのに一般的には、「うつ状態」というと適応障害のうつ状態のみを考えるひとが多いように思います。言い換えれば、「うつ状態」という名前の「軽症のうつ病」があるかのように誤解しているひとが非常に多いように思います。つまり軽いのが「うつ状態」、重いのが「うつ病」だという誤解です。実際の臨床場面では、適応障害のうつ状態なのかうつ病なのかの鑑別が困難な場合も少なくありません。そうした場合にはとりあえず広い概念である「うつ状態」と暫定的に診断されたりすることも少なくないのです。

さらにはうつ病という診断はたしかなのですが、「うつ病」と説明されることに抵抗があるひとの場合には、少しぼかして「うつ(状態)ですね」と説明することもあります。

また同様に、うつ病のひとの診断書に(抑)うつ状態と「ぼかした」記載がされることもあります。

なおうつとは、すべてを含む非常に広範囲な用語であり、あまりに曖昧であるので少なくとも学術的には使用を避けるべきであると考えています。そうしますと、私が7年前に開設した

「坂元薫うつ治療センター」は、曖昧ではないかとお叱りを受けそうですが、うつ病をはじめ、適応障害のうつ状態、さらには不安症や統合失調症などでもうつ状態は見られるものです。そうした「うつ」で苦しまれている方々すべての悩みに対応したいという思いからの命名であったことを付け加えておきたいと思います。

少し話は戻りますが、実際の外来場面では、部署異動やいわゆるパワハラといった誘因を契機として発病するうつ病と適応障害の鑑別は、特にその初期であればあるほど困難なことの方がむしろ多いこともたしかなのです。そもそも診断はなんのためにあるのでしょうか。その大きな目的は適切な治療がおこなわれるためのものなのです。診断とは治療の下僕なのだといってもよいかもしれません。

治療の原則は、適応障害にはストレス因を取り除いたりそうした環境から離れられるようにしたりする環境調整が主体となります。うつ病には、のちに詳しくお話しする抗うつ薬による抗うつ療法が主体となりますが、適応障害に抗うつ療法が効果を示す場合もあれば、うつ病に環境調整が必要なこともあります。

注意すべきは、ストレス因があるからといってすぐに適応障害と考えてうつ病が見逃されてしまい、積極的な抗うつ療法がおこなわれることがないままうつ病が長引いてしまうことです。

発症の契機となるストレス因がないうつ病の方が少ないので、ストレス因のあとに元気がなくなったからといってすぐに適応障害と考えてしまわないことです。場合によっては、本人や周囲に気づかれない程度の軽症のうつ病がすでに始まっていて、そのために対人関係上のトラブルなどが生じたというのに、そのトラブルに対する適応障害と誤診されてしまい適切な治療がされないこともあります。さらに注意しなくてはいけないことは、当初は、適応障害として発症しても、経過中にうつ病へと展開する場合も少なくないことです。つまり適応障害とうつ病は連続したスペクトラムをなしているといってもよいのかもしれません。

少し専門的な話になってしまい恐縮ですが、私は精神科医や心療内科医対象の講演などでは、この点について「適応障害は種々の精神疾患の gateway ともいえるものです。つまり適応障害はいつまでも適応障害であるという保証はなく、換言すれば、適応障害はもっともうつ病になりやすいものと考えて、その後の経過を慎重に追い、適宜診断を再検討すべきなのです」と注意を促しています。

こんな症例を経験しました。

症例　Aさん　45歳　主婦

Aさんはとても家族思いの方です。ある年、妹さんが大腸癌の手術を受けることになります。とても心配をしていましたが、日常生活は普通に送れていました。

その2年後の2月のことです。今度はお母さんが膵臓癌であることが分かりました。さらに妹さんの大腸癌が再発してしまいます。その頃から、抑うつ気分や不安感が強まることになります。二人の検査結果が分かるという日は朝からずっと緊張して過ごすのですが、それ以外の日も二人の病状への心配は尽きません。リラックスして過ごせる日がまったくなくなってしまいます。家事も思うようにはかどりません。

その翌月の3月に近所のメンタルクリニックを受診しました。抗不安薬（軽い安定剤）が処方されました。憂うつや不安になっている原因がはっきりしているので抗うつ薬を飲んでも仕方がないと言われたといいます。その後、通院を続けたのですが、憂うつや不安はむしろ徐々に増悪していったといいます。家事もほとんどできず一日寝ていることが多くなります。座っているのもつらくすぐ横になりたくなってしまいます。
そのような状態が数か月続いてあまりにつらいということで、知人の紹介もあり7月になって私のクリニックにおいでになりました。抑うつ気分、不安、意志思考制止、倦怠感といったうつ病の中核的な症状が目立ち一日中臥床して過ごす状態でした。うつ病と診断して、うつ病はどのような病気でどのように治療するのかをじっくりと説明したうえで抗うつ薬を開始しました。1週間後には、不安・抑うつ状態は持続するのですが「母親や妹の病状のことばかり心配していたが、急に別のことを考えられるようになった」といいます。ところが、余命1年ほどといわれていた母親が8月中旬に急変、他界してしまいます。それまでのAさんであったら取り乱していたかもしれません。しかし喪失感はあるものの、周囲が驚くほど落ち着いていられ、家事も比較的こなせるようになったといいます。9月には、さらにうつ病が改善し、普通に家事がこなせるようになりました。その年の年末にはうつ病はすっかり良くなり、笑顔も戻り、家事も楽しみながらできるようになりました。

Aさんは当初は適応障害であったものが、その後うつ病に移行してしまった代表的なケースといえます。適応障害から始まっていて当初のクリニックでの診たては正しいものであったと思いますが、先にお話ししましたように適応障害はいつまでも適応障害であるとは限りません。医師のほうは、一度そのように思いこんでしまうと、その後診断の見直しをおこなわないということもまれではないのかもしれません。私は精神科医や心療内科医を対象とした講演の際にはいつもこのAさんの例を出して警鐘を鳴らすことにしています。そういう自分でもこのような見落としをしてきた苦い経験がありますので、自分自身でもこのことを肝に銘じるようにしています。

2 どうしてうつ病になるのか

うつ病になりやすい性格とは

うつ病になりやすい性格としてよく知られているのが「メランコリー親和型性格」といわれるものです。几帳面、良心的、真面目、責任感が強い、他者配慮性といった面が目立つ性格の方です。とても良い性格です。非の打ちどころがない性格とも思えるのですが、ひとつだけ大きな問題があります。それは、柔軟性に乏しくノーとなかなか言えないことなのです。というのも、メランコリー親和型性格の方は、絶えず他の人々と良好な関係を築くことに腐心します。こんなことをしたら周囲のひとに迷惑をかけるのではないか、他のひとと意見が合わず対立しそうになっても自分が折れてその場をまるく収めようとします。これが他者配慮性といわれる特徴なのです。つまりある意味他者のための存在でもあるのです。

余談ですが、電車の席への座り方にも性格が現れます。行儀良く座ればあとひとりなら十分に座れると思う時でも、お構いなしに脚をひろげて座っているような男性をときに見かけることがありますが、メランコリー親和型性格の方は決してあのようなことはしません。

メランコリー親和型性格のひとは、そのときの自分のキャパシティーを超えているような仕事を振られたときでも、断ったら上司が困るのではないか、また気を悪くするのではないか、他のひとにその仕事が行ってしまい迷惑をかけるのではないかと考えて結局は受けてしまうのです。仕事というものは、負担に思いながらも引き受けてしまい実際なんとかこなしてしまうひとのところに集中してくるのです。上司たちもそういうひとたちの「ノーと言えない」点をよく見抜いていて安心して仕事を任せてしまうのです。

こういうことが際限なく繰り返されていくともう後戻りできなくて、身体的にはもちろん精神的疲労はたまる一方です。行きつく先はうつ病発症ということになりかねません。私はそんな例を無数に見てきました。

ではうつ病になるひとのほとんどはこうしたメランコリー親和型の方ばかりかというとそうではないことにも注意が必要です。むしろ私たちの外来でこのようなひとがうつ病になって来られるのはそれほど多くないという印象を持っています。というと意外に思われるかもしれません。これは二つのことを意味しているのではないでしょうか。

ひとつは、そうしたメランコリー親和型の方は、なかなか弱音を吐かない、そして周囲に相談するのをためらうのです。弱音を吐いたり、相談したりしたら、周囲に負担をかけてしまうのではないか、迷惑をかけてしまい申し訳ないと考えてしまうのです。耐えに耐えて自分の精神力で何とか持ちこたえようとしてしまうのです。ですから、すぐに弱音を吐いて、仕事を休んでクリニック受診へとつながりにくいのかもしれないのではないでしょうか。

もうひとつは、うつ病はメランコリー親和型の方だけがなるものではなく、どんな性格のひとでも起こりうることなのです。ですから、「あの人はメランコリー親和型ではないから、落ちこんでいるけどうつ病ではないよね」などとは考えないでください。

さらに注意を要するのは、メランコリー親和型のひとは、いつでもどこでもメランコリー親和型性格であり続けるのかという疑問があることです。私はその問いへの答えは「ノー」だと思います。会社などではメランコリー親和型性格特徴をいかんなく発揮されているひとでも、家庭では、奥さんをはじめご家族の目からは必ずしもそのように映らないことも往々にしてあるようです。奥さんなどこころを許せるごく近親の方々にはささやかながらわがままな夫や父親像の片鱗を見せることもあるのです。むしろそうした面を垣間見せられるのが家庭の良い点だとも言えるのではないでしょうか。ですから、奥さんからしてみたら、自分の夫がメランコリー親和型性格だとは気づかないことも往々にしてあるようです。うちのひとはメランコリー親和型ではないからうつ病なんかにならないと決めつけないでいただきたいのです。たとえもし本当にメランコリー親和型ではまったくなかったとしてもさきほどお話ししましたようにどんな性格の方でもうつ病にはなりうるということをもう一度強調しておきたいと思います。

うつ病の治療の最大の目的は、病気になる前には普通に会社や学校や地域社会、そして家庭で活躍できていたときのその人らしさを取り戻すことです。しかし、欲をいえば、メランコリー親和型性格のひとをそのままの姿に完全に戻すのでは、また同じような状況に置かれれば同じことになりかねません。うつ病になりやすいそうした性格に基づく行動パターンを見直し、少しでも柔軟性を身につけ、場合によっては控えめでもよいのでノーと言えるようになり、弱音を吐いたり助けを求めたり、相談したりできるようになりたいものですね。うつ病を体験したことで、そうしたしなやかな考え方が少しでもできるようになれば、文字通り「転んでもただでは起きない」ということになります。こうした柔軟性を身につけるためには後でお話しする認知行動療法が役に立つことがあるのです。

うつ病になりやすい状況とは

うつ病になりやすいのはどのようなときなのでしょうか？

喪失体験

それはまずはそのひとにとって大切なものやひとを喪ったときなのです。近親者との死別が代表的なものです。ただその場合はどなたでも程度の差はあれうつ状態にはなるもので、ある程度の期間が経つとどうしようもない悲しみを乗り越えていくものです。さきほどお話ししたように正常な抑うつというものかもしれません。しかしなかにはある程度の期間が経っても一向に悲しみが消えず、何もする気がしなくなり、食欲がなくなり体重も激減して、後追い自殺を考えるようなうつ病となってしまうこともあります。

大切なひとはまだ生きているのにもう会えない、あるいは会うことを拒絶されてしまうということもあります。失恋とはそんなことでしょうか。警察庁の自殺の原因別統計などでも失恋による自殺とされているものがあります。失恋ごときで死ぬのは何たることか、という声も聞こえてきそうですが、恋愛の想いの深さ、結びつきの深さによっては、それは肉親との死別以上のストレスとして心身への打撃を感じるひとがいることもたしかです。そのような場合は、失恋を契機としたうつ病発症も充分にありうるのです。

また身体的に重い病気になるというのもそれまでの健康な生活を喪失してしまったという意味では喪失体験のひとつとなるのです。

環境・状況の変化

入学、進学、結婚、離婚、転居、部署異動、昇進、降格、子どもの結婚・独立、定年といった状況や環境の変化も大きなストレスをもたらすことにもなります。

結婚や昇進といった一見喜ばしいことがストレス要因となってうつ病になるとはいったいどうしたことでしょうか。結婚は場合によっては慣れない土地での新居に住むという状況変化を伴い、いくら愛し合って同居を始めたとしてもそもそも育ちや習慣や考え方の異なるところがある二人がそれまでにないぐらい密接に暮らすのです。こんなはずではなかったということや、相手のちょっとした仕草がいやになったりすることも珍しいことではないでしょう。そんなことが重なればうつ病の発症に結びつくこともないことではありません。

また昇進は嬉しい出来事であるものの、責任はそれまで以上に重くなります。重くなるのは責任だけでなく業務負担が増したり部下の管理などで心身がすり減ることになるかもしれません。よくあることですが、さらに上司と部下との板挟みとなるという中間管理職の悲哀という要素も加わるのではないでしょうか。そうしたことからうつ病になってしまったひとをずいぶんと診てきました(しかしやはり降格という望まぬ状況でうつ病になってしまうひとの方が多いのも事実のような気がします)。

負荷状況

過重労働に代表される負荷状況もうつ病を発症しやすくします。中高年のサラリーマン、とりわけメランコリー親和型性格のひとが過重労働のはてにうつ病になってしまう例には以前から無数に出会ってきました。なかには自殺未遂するまで追い詰められてなんとか一命をとりとめて入院となったような方を病棟医として担当したことも少なくありません。

大手広告代理店の若手社員が過重労働のはてに自殺に追いこまれたという痛ましい事件が数回起こり、それぞれ大きな社会問題となりました。そうした過重労働に追い詰められたという経験がないひとから見れば、死ぬぐらいなら仕事を休んだり、あるいはいっそ、そんなブラックな会社なんか辞めたらいいだろうに、仕事と命はどっちが大切なんだと不思議に思われるかもしれません。しかし当事者にとっては、もう死んで楽になることしか考えられなくなるのです。完全な視野狭窄となってしまうのです。うつ病によって認知が完全に歪んでしまうのですが、自分の考え以外に正解はなくなってしまうのです。つまりうつ病のひとの世界というのは健常者の想像をはるかに超えるほどつらく出口のない進退窮まった世界なのです。

季節変動

毎年秋冬になるとうつ病を繰り返す季節性感情障害(季節性うつ病)があります。またその発症時期から冬季うつ病ともよばれます。うつ病は多くの場合眠れない不眠と食欲が落ちて食べられなくなる不食になるのが普通ですが、さきほどお話ししましたように季節性うつ病の場合は、寝ても寝ても眠い過眠と過食といった逆転したような症状がしばしば見られます。過食も特に甘い物や炭水化物がほしくて仕方がなくなります。チョコレートなどを食べると少し気分が持ち上がることもよくあります。冬場になると体重が

5～6kg以上増えてしまうこともよくあります。また過眠といってもぐっすり寝てすっきりとするわけではありません。浅い眠りがいつまでも続いて寝ても寝ても寝た気がしないという状態になることが多いのです。

こうしたつらい状態も春になると特に治療もしないのに自然に改善することも少なくありません。そして夏になるとむしろ普段よりも元気になり、活動的になり、あまり睡眠時間をとらないのにやたらハッスルして仕事や趣味や人付き合いに費やす時間が増えます。寝なくても疲れを感じなくなります。結構お金遣いも目立ってくることもあります。つまり軽い躁状態となることもまれではありません。

冬季うつ病の原因は冬場の日照不足にあると考えられていて、実際、1万ルクスといった高照度光を冬の間人工的に浴びることによって症状が軽減することが実証されています。こうした季節性うつ病、冬季うつ病のひとは、高緯度地域や冬場になると日照時間が極端に短くなる日本海側の地方でしばしば見られることが確認されています。秋田県も冬場になるとそうした日照時間の短いことが目立つ県ですが、その自殺率の高さと日照時間の短さには関連があることが推測されています。

これといって思い当たるきっかけとなる出来事がないとき

忘れてはいけないのは、うつ病になられたひとにいくら聞いても、「特に何かストレスになるようなことがあったわけではないのに、だんだん元気がなくなってきて涙もろくなってきてしまいました」と話されるひとがいることです。そうしたひとは、ストレスを感じにくいひとというわけではないようです。むしろ、こうした方は、特にこれといった契機なく発症する「内因性うつ病」といって、伝統的なドイツ精神医学の大家たちが、「うつ病」とはこういうものだと考えてきた「うつ病のなかのうつ病」なのです。

うつ病を発症するときとは

代表的な例としてメランコリー親和型性格のひとがノーと言えずどんどん仕事を引き受けざるを得なくなってしまった状況を想像してみてください。持ち前の真面目さで几帳面に仕事をこなそうとします。彼らの多くは完全主義者でもあります。手を抜く術も知りませんし、そんなことをしようとも思いません。寝る時間も惜しんで仕事に没頭します。土日であっても家に仕事を持ち帰って机に向かっている有様です。奥さんが、「もう少しは家族サービスも考えてよ」などと言っても仕事が命の次に大事だと思いこんでしまっているひとの耳には入りません。そうした期間がせいぜい数日であれば何とかなるかもしれませんが、そうはいきません。疲労は心身ともに蝕み始めます。仕事に没頭しているはずなのに、だんだん雑念が浮かんでは消え、思考力も落ちてきます。毎晩睡眠時間も短くて深夜になると眠くてこっくりするのですが、いざ寝ようと思っても仕事での興奮が冷めやらず、寝入っても1～2時間で起きてしまいます。眠りも浅く、夢に仕事のことが出てきたり、あるいはどうしようもなく不快な悪夢を見たりするようになります。たびたび目が覚めてはトイレに行ったり、寝汗が気になったりします。

そんな調子ですから、朝はなかなか起きられません。起きても心身の疲れは全然とれていません。むしろかえって疲れてしまっているようです。だんだん朝になると胸がざわざわしてなんともいえず不安になってきます。他の人に説明できないようないやな気分、胃が焼けるようないやな気分にもなります。

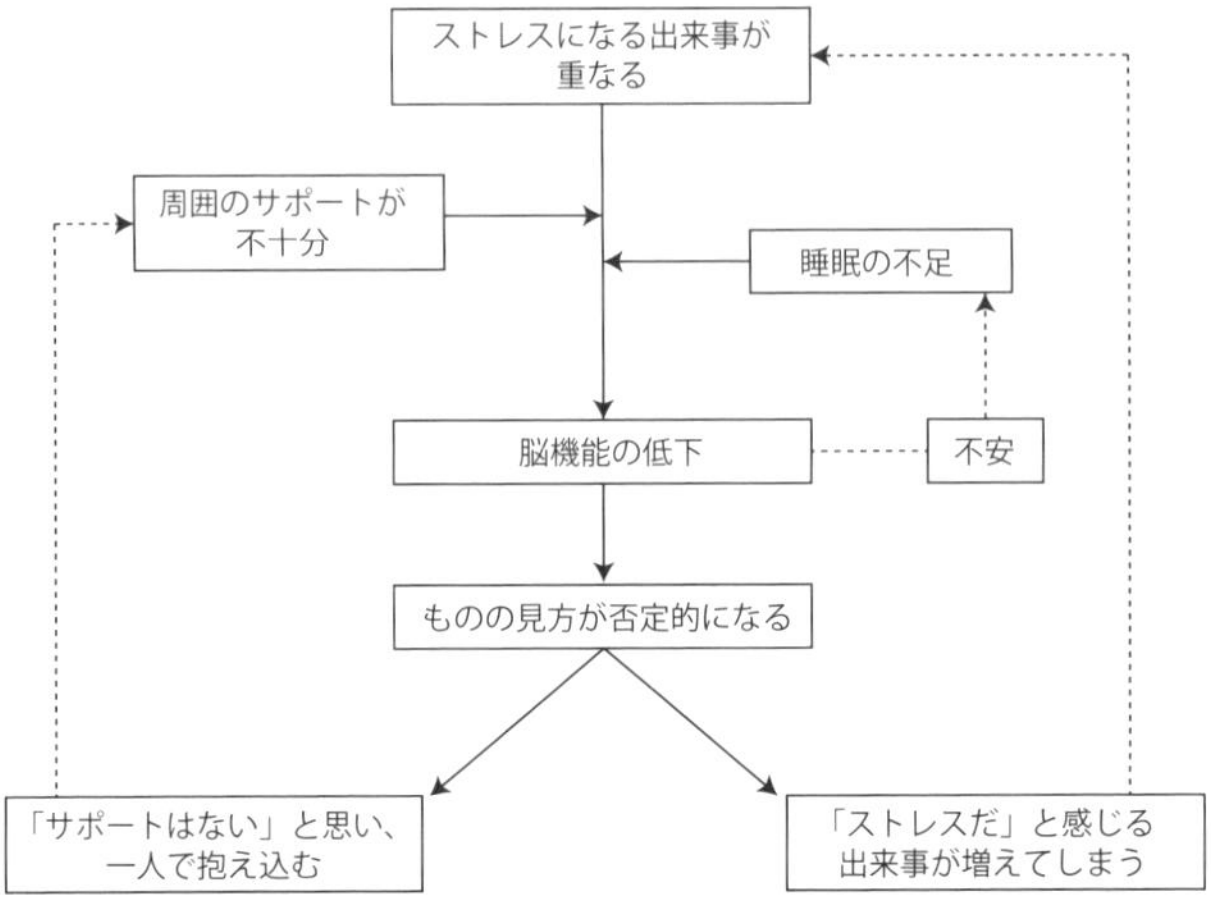

図4　うつ病発症に至る「脳」と「環境」の関係と悪循環

日本うつ病学会　治療ガイドライン II. 大うつ病性障害　2016年より抜粋一部改訂

こうなると**図4**にありますように、脳の機能がすでに低下してしまっているのです。セロトニンやノルアドレナリン、ドパミンといった脳の神経伝達物質の分泌も正常におこなわれなくなってしまっています。ますます不眠となります。倦怠感も増し、仕事の能率も落ち集中力も落ちます。やがて物事を判断したり考えたり、記憶したりする力、つまり認知機能も低下してくることとなります。

物の見方も否定的、悲観的となってきます。たしかにいま抱えている仕事はストレスになることかもしれませんが、それがとてつもなく高く聳え立つ壁に思えてきます。さらには仕事以外のことであっても、本来はさほどストレスと感じることのなかったことまでもが強いストレスだと感じられてくるのです。認知が悲観的な方向に歪んでしまっているので、人に助けを求めても分かってもらえず無駄だと根拠もなく思いこんでしまうのです。

自分が弱くてだめなだけで、こんなことで相談したり助けを求めたりするのはとてつもなく恥ずかしいことだとも思ってしまうのです。どんどんストレスは増すばかりです。そうこうするうちにうつ病の症状がみなそろってしまうことになります。仕事を休むなんてことはとても耐えがたいことなのですが、朝になっても全然体が動かなくなってしまいます。起き上がってもすぐに横になりたくなってしまいます。朝ごはんなどまったく食べる気がしなくなります。心配した家族に朝食を勧められてひとくちふたくち口に運んでもまるで砂を噛んでいるようでまったく味も分かりません。

こうした状態になる前になんとか手を打ちたいものです。それがうつ病の予防法です。しかし不運にもこのような状態になってしまったら、どうしたらよいのでしょうか。うつ病の治療でもっとも重要なことはその予防ですが予防法についてはのちにたっぷりお話しすることとして、まずはうつ病の治療についてお話しを進めていきたいと思います。

3 うつ病は性格の弱さではなく治せる病気です

うつ病治療の大原則とは

うつ病の治療で一番重要なことはていねいな心理教育をおこなうことです。心理教育とは聞き慣れない言葉かもしれません。疾患教育ともいいます。糖尿病のひとを対象とした糖尿病教室というものを聞いたことはありませんか。いわば「うつ病教室」のようなものです。自分の病気をまず正しく知りそして治療の原則についても知っておくことが何よりも大切なのです。うつ病の治療を始めるにあたって以下のような説明を十分にすることにしています（表2）。

①うつ病は医学的治療で治る病気です

うつ病は、「なまけ」や性格的な弱さではなく医学的な治療で治せる病気なのです。ただし治るといっても風邪のように数日から1週間で治るというわけにはいきません。改善するまでに短くても2～3か月はかかり、場合によっては半年から1年、さらにはそれ以上の期間治療を要することもあります。

また病状の改善も一直線に進むことはむしろまれで、普通は少し良くなったと思ってもまた少しぶりかえすという一進一退を繰り返しながら全体としては右肩上がりにゆっくりと改善していくのです。ちょうど春先に、暖かくなってきたかと思うと急に寒さが戻ってきては、また暖かい日があるような三寒四温にそっくりなのです。

②性格や環境の問題を必要以上に悩まない

うつ病になると性格や環境に関する問題に一層悩みがちとなります。しかしこうした問題を深く考えないようにしてほしいのです。先にお話ししたメランコリー親和型性格のひとなどは、あんなに良い性格であるにも関わらず、自分の弱い性格のせいで不調になっているので、これは病気なんかではなくてそんな弱い性格のせいだと思いこんでしまっているひとが非常に多いのです。性格のせいだから薬なんか飲んだって意味がないと薬物療法に抵抗感を抱く方も多いのですが、そうではないのです。

③精神的休息や負荷軽減が必要です

うつ病治療のひとつの大きな柱は休養です。肉体的にも精神的にも休養がとれるようにこころがけてください。時間外労働が多すぎないかまた抱えている仕事が多すぎないか、誰にも相談できないで重い仕事をひとりで抱えこんでいないかも問題にします。そうしたことがあれば職場の上長に不調な状態であることを包み

表2　うつ病治療の大原則

①うつ病は医学的な治療で治る病気です
②性格や環境の問題を必要以上に悩まない
③精神的休息や負荷軽減が必要です ー「うつ」を治そうと頑張らない
④生活習慣を改善して適度な運動をする
⑤重大な決断は避ける
⑥自殺しない約束
⑦家族・周囲は終始、受容的・支持的・共感的に接する
⑧薬物療法の意義を理解する

隠さず話してなるべく仕事量を減らしてもらってください。自分の口で言うだけではなかなかそうした配慮をしてもらうのは難しいと思われるひとが多いかもしれません。そうしたときには、主治医から、「業務量の軽減や勤務時間の短縮が望ましい」旨の診断書を発行してもらうことも考えてみてください。

しかし、なかにはどうしても病気とは思えず、自分がなまけているのではないかという罪悪感にとりつかれてしまい、さぼっているからこういうことになるのだという誤った思いこみからむしろ仕事を増やすようなことを自分に課してしまうひともいるのです。でもそうしたところでそんな仕事をこなせるはずがありません。うつ病の治療に必要とされることの真逆をしているわけです。これではうつ病が良くなるどころか悪化の一途をたどるばかりです。本当にそんなことがあるのかと不思議に思われるかもしれませんが、こうしたひとが非常に多いのです。

④ 生活習慣を改善して適度な運動をする

睡眠覚醒リズムの乱れや食生活の乱れなどはうつ病の発症要因ともなりますが、うつ病発症の結果でもあります。生活習慣の乱れとうつ病は相互に悪影響を与え合うものです。その悪循環を断ち切るためにも生活習慣の改善はうつ病の治療にとっても欠かせません。毎朝一定の時間に起床して、短時間でもよいので太陽の光を浴びながらのウォーキングなど適度な運動をすることがうつ病の治療の助けにもなります。さらにはそれがうつ病の予防にもつながるのです。

生活習慣の改善と適度な運動は、うつ病の発病初期やその回復期ではとても重要な意味があるのですが、うつ病が進行して重症化してしまった場合には、実行そのものが難しくなるという限界があることも考慮しておく必要があります。

⑤ 重大な決断は避ける

うつ病になると悲観的となり、仕事や学校を辞める、離婚するなどの決断をしてしまいがちです。うつ病のひとは判断力や決断力が鈍ってしまうことが多く、なかなか物事を決められず思い悩むのが普通なのですが、不思議とこうしたネガティブな意味で重大な決断をしてしまうひとがとても多いのです。

しかし、うつ病が治ってみるとこのような決断をしてしまったことを後悔するひとが圧倒的に多いのもたしかなことなのです。ですから、そうした重大な問題についてはうつ病が良くなってから考えましょうと繰り返しお話しするのです。しかし治るまで待てないひとも少なくないのです。

⑥ 自殺しない約束

もっとも重大な決断は自ら命を絶ってしまうことです。自殺をしない約束をきちんとしてもらうことです。その意味でも次回の来院日、時間を明確に決めておくことが大事であると考えています。それでも希死念慮が強いひとも少なくありません。そういう気持ちが強い方には、私は「地道に治療を続けていけば、あのときに死ななくてよかったと心から思える時がきっと来ます。そういうひとをたくさん見てきているのです。それだけは忘れないでください」と繰り返し、繰り返しお話しすることにしています。

⑦ 家族・周囲は終始、受容的・支持的・共感的に接する

うつ病のひとの家族や関係者はどのように本人に接したらよいのでしょうか。ひたすら頑張れと激励したり、「なまけ」と責めたりする家族はまれではありません。

「しっかりしなさい」「元気を出しなさい」と励まされても、元気が出るものではありません。かえって患者さんの自責感や絶望感を強めるだけです。励まされてすぐに元気になれるのであればうつ病ではないでしょう。それなのに家族や周囲のひとは、うつ病という診断を受けているひとに対して、「うつ病と言っても、しょせんは気の持ちようでしょ。前向きな気持ちを持つようにしなさい。しっかりしなさい」と励まし叱咤激励することがしばしばなのです。

うつ病の方に家族はどのように接するべきか、また本人はどのような心構えが必要かということはうつ病の治療にとってとても大切なことです。項目をあらためて、のちほど詳しくお話ししていきたいと思います。

⑧薬物療法の意義を理解する

うつ病治療の大きな柱のひとつが薬物療法です。抗うつ薬などによる薬物療法の意義を十二分に説明して理解していただきます。

ここまでお話ししてきた①から⑧を十分に説明するのが大原則なのですが、こうした説明をしてもなかなか受け入れていただけないことが多いのも現実です。①～③についていくら説明してお話しをしても、すぐに腑に落ちるひとはきわめて少数派なのです。表向きは了解されたように振る舞っているひとでも、心の中では、「違う。そんなはずはない、医者がその場の慰めを言っているに違いない、なんといっても自分の性格が弱いのが一番いけないのだ」と自分をひたすら責めることも珍しくありません。

ではこの①～③をその通りだと思えるのはいつでしょうか。それは治ったときなのです。つまりうつ病というのは治ってみないと、あれはやっぱり病気だったのだと思えない病気なのです。身体の病気で、治るまで病気だと思えない病気というものを見つけるのは難しいのではないでしょうか。

躁病や統合失調症のひとには病識(自分が病気であることを正しく認識し理解できていること)がないとされる反面、うつ病のひとには病識があるとされています。しかし実際は本当の意味での病識—つまり「性格の問題ではなくて医学的治療で治せる病気なのだ」と心底思えること—がうつ病のひとでもないことも多いのです。

さらにうつ病の方になかなか分かっていただけないのが、薬物療法の意義についてなのです。薬物療法に抵抗感を抱くのは患者さん本人だけでなく家族も同様なのです。十分に病気について説明して、さらに薬物療法で治療可能なことも説明して、本人がようやく納得されても、家族のなかには薬物療法に抵抗感や不信感が強い方がいる場合も少なくありません。

うつ病治療に用いる薬剤の主体は抗うつ薬です。そうした抗うつ薬による治療、つまり抗うつ療法をめぐってはまだまだ誤解と偏見があふれているのが現状ではないかと思います。次にこの点について一緒に考えていきたいと思います。

抗うつ薬をめぐる誤解と偏見

私がこれまで外来で出会った患者さんのなかでよく見られた誤解と偏見を以下に挙げてみました。

①「うつ」は気の持ちようでなるもので薬は無効である

②薬に頼るのは情けない、薬に頼らず精神力で治したい

このように考えるひとは決して少なくありません。というよりはじめはほとんどのひとがこう考えているといっても過言ではないかもしれません。しかし、うつ病は性格の弱さが原因でなるものではないことはさきほど見てきた通りです。うつ病になると生じる脳内の神経伝達物質のバランスの乱れを是正するのが抗うつ療法なのです。そして現在、うつ病の治療としてもっとも確立しているのが抗うつ薬による薬物療法、すなわち抗うつ療法なのです。数多くの長期にわたる厳密な臨床試験で、偽薬に比べて明らかに有効であることが実証されたうえに安全性も確認されているのです。つまり有効性と安全性が科学的に実証されているのです。精神科薬物療法のエビデンスと経験の集積からなるバイブルともいえる英国モーズレイ処方ガイドラインには以下のような記載を見ることができます。

「自殺企図を防ぐもっとも効果的な方法は、うつ病を治療することであり、抗うつ薬が現在利用できるもっとも効果的な方法である。ほとんどの場合において、自殺の危険性は抗うつ薬による治療で大きく減少する」

③一度飲み始めたら、どんどん量を増やされて止められなくなるのではないか

このような不安を抱くのはもっともなこととも思われます。ネットの記事でも「抗うつ薬は止められなくなってしまう怖い薬だ」と書かれているものがあり、かなり拡散していてこれを信じておられるひとも

少なくないようです。なかなか止められない「怖い薬」は、あとでお話しするベンゾジアゼピン系抗不安薬のことだと思うのですが、なぜかネットでは抗うつ薬がやり玉に挙げられているようです。あるいは抗うつ薬とベンゾジアゼピン系抗不安薬の区別がついていないひとたちがネットに書き込みをしているのかもしれません。

しかし抗うつ薬は、例外的に最初から十分量を服用できる薬があるものの、ほとんどの抗うつ薬が少量から始めて効果を発揮する十分量まで身体にならすため少しずつ増やしていく必要があるのです。そのような説明がなく、受診のたびに抗うつ薬が増量されたら「行くたびにどんどん薬が増やされる」と思われるひとがいても不思議ではありません。これは抗うつ薬を初めて処方するときにそのような説明なしに処方してしまう医師にも問題があることだと思います。

またうつ病が寛解した後には、再発や再燃予防のため半年から1年程度は服薬を続ける必要があるのですが、その後は徐々に減量して中止することは可能なのです。ただSSRI（選択的セロトニン再取り込み阻害薬）をはじめとする新規の抗うつ薬は、減量や中止の際に頭のふらつき、動揺感などの中断症候群といわれるものが出ることが多いのも事実です。そのため慎重に減量し中止へと持っていくことが必要となるのです。

④副作用や依存性が怖い

このような不安を持つことももっともなことだと思います。たしかに副作用がない薬はないといってもよいかもしれません。服用を開始した初期に見られやすい副作用として嘔気や悪心など留意すべき副作用はありますが、多くは適切に対処可能なものです。後遺症を残したり生命を脅かすような副作用はありません。また抗うつ薬には依存性習慣性は見られないのです。

そういった抗うつ薬とは異なり抗不安薬の大半を占めるベンゾジアゼピン系薬剤には耐性、依存性、習慣性があることが確かめられています。初めは少量の薬で不安がおさまっていたのにだんだん同じ量では十分な効果が感じられなくなるという耐性のため量が増えていくことにもなりかねません。その問題に気づいて急に止めようとすると強い離脱症状(発汗、めまい、不安感、動悸、手足の震えなど)が出てしまうのでなかなか止めることができなくなり、飲まずにはいられなくなってしまう依存性が生じることがあるのです。こうした抗不安薬は始めるのは簡単ですが、これほど止めるのが難しい薬もありません。それにもかかわらず抗不安薬は内科、外科、整形外科などの一般科でも頻繁に処方される傾向があります。

抗うつ薬というと怖い薬だと思い、抗不安薬には抵抗感があまりなく気軽に処方する医師や服用する患者さんも少なくないのが問題だといつも感じています。

うつ病が軽いから抗うつ薬ではなくて軽い抗不安薬を処方するということもまだまだ一般的に見られることですが、これには大きな問題があると言わざるを得ません。

⑤薬は怖いので、薬ではなく認知行動療法で治療したい

認知行動療法とは、さまざまな精神疾患に有効性が実証されている精神療法の代表的なものです。認知行動療法はまずうつ病の治療法として開発されたものなのです。「うつ」になりやすい考え方のクセ(認知の歪み)に気がつき、考え方や物事のとらえ方をしなやかに、柔軟にすることで、認知や行動を変えていきます。そうして認知・行動と抑うつ気分の負のスパイラル・悪循環を断ち切る方法なのです。

うつ病だけでなくパニック症、社交不安症などの不安症にも広く有効性が確認されている認知行動療法

ですが、うつ病ならどんなひとにも有効というようにに万能というわけではありません。軽症から中等症のうつ病が適応となります。また中等症〜重症のうつ病が抗うつ療法である程度改善してきたところで開始するのが良く、とりわけうつ病の再発予防に威力を発揮すると考えてよいと思います。留意すべきことは重症のうつ病にはおこなわない（おこなえない）ことです。認知行動療法に取り組む意欲に乏しく、認知をなかなか修正できず、ますます自責的になってしまうことになりかねません。

重症のうつ病に認知行動療法が有効だったとする報告もあるにはあるのですが、あえておこなうことはないと思います。こうした報告を見て感じることは、認知行動療法の治療者が非常に優れていたのか、あるいは実はそのひとたちはさほど重症ではなかったのではないかということです。私の外来では初診の方全員にＱＩＤＳ（簡易抑うつ症状尺度）といううつ病の自記式の重症度評価をおこなっています。なかには客観的にはさほど重症度が高くないと思われるひとが症状を重めに申告するからなのか総得点が非常に高く出てしまい、そのまま判断すると重症うつ病となってしまうひとが少なからずいます。臨床研究レベルではそうしたバイアスを取り除くためＨＡＭＤ（ハミルトンうつ病評価尺度）やＭＡＤＲＳ（モンゴメリー・アスバーグうつ病評価尺度）という客観的な重症度評価をおこなうのですが、これにしても本人の訴えの重さが反映されることになるので同様のことが起こる可能性は否定できないように思います。

認知と抑うつ気分の関係はまるで鶏が先かたまごが先かという問題に似ているところがあります。つまり認知が否定的に歪んでいるので憂うつになるのか、それとも憂うつだから認知が歪んでしまうのかどちらなのかという問題があるのですが、おそらくは両方の場合があるのでしょう。認知行動療法は、憂うつな気分にはダイレクトに働きかけずにまずは認知の歪みの修正を通して憂うつな気分を軽くするという治療法で、半世紀以上前に提唱されたときは画期的とも思える方法だったのです。ただ脳の著明な機能低下に起因する重いうつ病で抑うつ気分が優勢の場合などには認知の修正は容易ではありません。認知行動療法についてはのちほど詳しく見ていきたいと思います。

以上、抗うつ薬をめぐる誤解と偏見について見てきました。ここで抗うつ薬をはじめとするうつ病の薬物療法と薬物療法以外の身体的治療の実際について見ていきましょう。

抗うつ薬によるうつ病治療の実際

うつ病の薬物療法の主役は抗うつ薬です。まず抗うつ薬とはどういう薬なのか見ていきましょう。

作用機序の概略

近年、脳内の科学的メカニズムが少しずつ解明されるようになり、うつ病の発症にも深く関係していることが分かってきました。そのポイントになるのが「神経伝達物質」の存在です。

わたしたちの脳のなかには140億個もの膨大な数のニューロン(神経細胞)があり、ネットワークを形成しています。何かを考えたり感じたりしたとき、このネットワークが、さまざまな情報伝達をおこなっています。ニューロン同士は直接つながっているわけではなく、「神経伝達物質」とよばれる化学物質がニューロンの間を行き来して情報を伝える役割を果たしています。情報伝達に重要な役割を果たす神経伝達物質は数十種類存在するといわれていますが、なかでもうつ病に関与しているのは、セロトニンやノルアドレナリン、ドパミンという物質です。

セロトニンは、食欲、性欲、睡眠など、人間の本能に直接かかわる物質で、覚醒や興奮に関与するノルアドレナリンやドパミンをコントロールして精神を安定させる働きがあります。セロトニンの量が減少すると、イライラや不安、睡眠障害が起こり、衝動的で攻撃的になり、自殺や自傷行為などを起こしやすくなります。ノルアドレナリンは、脳を覚醒、活性化し、意欲や集中力、記憶などとかかわっています。またドパミンは、喜び、快感にかかわっているとされています。

今のところ、うつ病は、これらの神経伝達物質の受け渡しがうまくいかないために引き起こされると考えられています。これらの説をもとに、神経伝達物質の受け渡しがスムーズにおこなわれるように薬で調整し、症状を取り除いていくのが抗うつ薬による薬物療法なのです。

抗うつ薬の種類

現在、抗うつ薬の第一選択はSSRI(選択的セロトニン再取り込み阻害薬)、SNRI(選択的セロトニン・ノルアドレナリン再取り込み阻害薬)、NaSSA(ノルアドレナリン作動性・特異的セロトニン作動性抗うつ薬)、SRIM(セロトニン再取り込み阻害・セロトニン受容体調節)などという新規抗うつ薬です。

SSRIには、日本で使用できるものとしてフルボキサミン(商品名:デプロメール、ルボックス)、パロキセチン(パキシル)、セルトラリン(ジェイゾロフト)、エスシタロプラム(レクサプロ)があります。S

ＮＲＩにはミルナシプラン（トレドミン）、デュロキセチン（サインバルタ）、ベンラファキシン（イフェクサー）があります。ＮａＳＳＡにはミルタザピン（リフレックス、レメロン）があります。そしてＳＲＩＭには、ボルチオキセチン（トリンテリックス）があります。

ＳＳＲＩはその名前の通り主にセロトニンを選択的に増やします。そしてＳＮＲＩはセロトニンだけでなくノルアドレナリンも選択的に増やします。ＮａＳＳＡは、ＳＳＲＩやＳＮＲＩとは作用機序が異なりますがセロトニンとノルアドレナリンの両方を増やします。また日本では現時点で一番新しい抗うつ薬であるＳＲＩＭは、セロトニン、ノルアドレナリン以外にドパミン、さらにはアセチルコリンという認知機能に関与する伝達物質にも作用するとされています。

従来の三環系抗うつ薬にも、基本的にはセロトニンやノルアドレナリンを増やす働きがあり、新規抗うつ薬より効果が優れる面もあるとされています。ただそれらを自殺目的に大量服薬してしまった時などには、重篤な不整脈により死亡するという危険性が高くなるという重大な欠点があります。また口渇や便秘、眼のかすみ、動悸、立ちくらみなどの副作用が日常生活に支障をきたす可能性があることも覚悟しておかねばなりません。

ただ新規抗うつ薬といえども副作用がないわけではありません。悪心・嘔気などの副作用はしばしば見られるものです。私たちはこうした薬を処方するときにはその説明を適切にし、少量より開始、漸増することにしています。そういう胃腸症状が出やすい傾向のあるひとに悪心・嘔気を予防するような胃腸薬を併用することもあります。

また服用初期に焦燥・イライラ・攻撃性などのいわゆるアクチベーション症候群がまれながら見られることもあります。私たちは初めて抗うつ薬を服用した約１０００人を対象にこのアクチベーション症候群がどの程度見られるか調査したことがありますが、4・9%というものでした。

風邪をひいたので市販の風邪薬を飲もうとして、新規抗うつ薬との飲み合わせが気になって抗うつ薬の方をすぱっと止めてしまうひとが往々にしています。またうつ病がある程度良くなって旅行に行くとなって抗うつ薬を持っていくのを忘れてしまうひとも時にいます。そうしたときに生じるのがさきほどお話したような減量や中止の際に生じ得る頭のふらつき、動揺感、頭の中がしゃんしゃん鳴るような感覚やぴりぴり感、そして不安感などの中断症候群といわれるものです。これらの出現頻度は50%以上と非常に高率です。いきなりの中断や大幅な減量には十分に注意しなくてはなりません。

抗うつ薬の選択

うつ病治療における代表的な国際的ガイドラインであるCANMAT(カナダ気分・不安治療ネットワーク)ガイドラインの2016年版には、新規抗うつ薬であればその効能に著明な差はないと明記されています。

現在わが国で使用できる新規抗うつ薬は約10種類ほどあります。精神科医はその10種類の抗うつ薬のなかからどのように選択をして処方しているのでしょうか。それは、患者さんごとに目立つ症状や状態や副作用への耐性などによってある程度の使い分けをすることが多いのです。たとえばわが国の薬物療法の専門家が集う日本臨床精神薬理学会の精神科専門医114名を対象とした調査では、不安が目立つ例ではSSRI(とりわけレクサプロ)を使用するとした医師が多く、不安に加えて焦燥感や希死念慮などもあるようなやや重めのうつ病であればNaSSAであるリフレックスを使用するとした医師が多く、倦怠感、意欲低下や興味の喪失などの症状が目立てば、ＳＮＲＩであるサインバルタやイフェクサーを使用すると回答した医師が多い傾向がありました。またこの調査の際にはまだ使用できなかったＳＲＩＭ（トリンテリックス）では、認知機能の低下や反芻思考（過去のいやな出来事などを繰り返し考えてしまうこと）への有効性が指摘されています。さらにＳＳＲＩの副作用のひとつとされる感情鈍化（感情が平板化して、楽しいとも哀しいとも思わなくなり物事がどうでもよく思えてしまう）にＳＲＩＭは有効だという研究報告もあります。

抗うつ薬の服用方法と効果

抗うつ薬全般でいえることですが、比較的少量で効果が見られることも例外的にありますが、多くの場合は、十分な量を服用することで効果が現れます。薬は少ないほうがよいといって不十分な量の抗うつ薬を漫然と飲んでいるとうつ病がなかなか良くならず遷延化の要因のひとつともなりうることもありますので注意が必要です。

抗うつ薬は、毎日所定の量を服薬します。そして徐々に増量して十分な量になってから2～3週間するとようやく多少の効果を感じるようになることがほとんどです。少量から始めて徐々に増量するのにも2～3週間程度の時間がかかりますので、期待して飲み始めてもしばらくは何の変化も感じないという方も少なくないと思います。かといってそこで止めてしまわないことです。ただ十分量になって2か月以上経つのに何の変化もないというのであれば、別の抗うつ薬に徐々に切り替えていくことになります。もし多少なりとも改善が見られるという場合には、その薬を止めてしまうのは勿体ないので、非定型抗精神病薬のひとつであるアリピプラゾール(エビリファイ)を追加する増強療法が効果的とされて保険適応も取得しています。

最終的には抗うつ薬はおおよそ50%~75%のうつ病の患者さんに効果が出るとされています。

抗うつ薬はいつ止めるのか?

うつ病が良くなって、病気になる前に戻ったようだ。医師からも寛解ですねと言われたとします。でもそうした時でも抗うつ薬は直ちに中止することはお勧めできません。その理由のひとつは、さきほどお話しをした頭痛、感覚異常、嘔気、焦燥感、不眠などの中断症候群を生じることがまれでないことです。

でももっと大きな理由があるのです。それは抗うつ薬の早すぎる中止がうつ病の再燃、再発の要因となりやすいことです。寛解しても急性期に用いた量で、6~12か月は継続することが望ましいことを示唆する研究報告がいくつもあります。ただ私は、人生で初めてうつ病になってしまったものの、抗うつ薬で比較的短期間に良くなったという方の場合には例外的に中断症候群に気をつけながら1~2か月という比較的短期間での中止もそれほど問題はないと思っています。

しかし、治るまで半年や1年以上かかったという方や特に過去に何度もうつ病エピソードの再発を繰り返しているというひとの場合には、再発予防のため半年から1年以上は抗うつ薬を継続することはとても重要なことなのです。

抗不安薬

新規抗うつ薬の効果発現が見られるまでに1か月程度以上の期間を要することから、不安が目立つひとなどにはベンゾジアゼピン系抗不安薬が併用される場合があります。しかし、その併用効果が見られるのはせいぜい数週間までであるという研究報告もあります。さきほどお話ししましたように耐性、習慣性、依存性の問題が指摘されているベンゾジアゼピン系抗不安薬は可能な限り早期に漸減中止とするのが望ましく、漫然と服用を続けることは避けるべきだというのが原則です。

〈うつ病の薬物療法以外の身体的治療〉

修正型通電療法（m―ECT）とは

以前は、電気ショック療法、電気痙攣療法とよばれていたこともあります。頭部に電流を流すことによってうつ病を改善するものです。電流を流すことにより、全身けいれんが誘発されていたので電気痙攣療法(Electro Convulsive Therapy:ECT)とよばれていたのですが、現在ではけいれんを起こさないように改良された修正型通電療法(modified-ECT: m-ECT)が主流です。

通常の薬物療法に反応しない治療抵抗性うつ病の60％以上に効果が見られるといわれています。電気ショック療法、電気痙攣療法と聞くと、大変ネガティブな印象を抱くひとが圧倒的に多いと思いますが、修正型通電療法はまさにうつ病治療の切り札ともなりうる治療なのです。うつ病の身体的治療のなかではもっとも効果があるとされていて、このm－ECTをおこなっても改善しない場合に初めて難治性うつ病とする定義もあるほどです。

　自殺の危険性が差し迫っているような場合、抗うつ薬の効果が見られない場合、抗うつ薬が副作用のため使用できないときなどにはm－ECTを考慮します。入院して、手術室で麻酔科医が全身麻酔をかけ精神科医が施術します。１回の治療に要する時間は20分程度ですが、その効果は1回で現れることはなく、週に2～3回、合計6～12回は必要です。通常は入院が必要ですが、例外的に外来通院でm－ECTを受けられる専門病院もあります。

　副作用として、一過性の健忘症状が見られることがありますが、しばらくすると回復することがほとんどです。

反復経頭蓋磁気刺激（rTMS）とは

　反復経頭蓋磁気刺激ｒＴＭＳ(repeated Transcranial Magnetic Stimulation)は、前頭葉に相当する部位にコイルを当て、磁気による刺激をおこないます。コイルに電流を流して磁場を発生させることで、磁場が変動します。磁場の変化により、脳が刺激されることで、うつ病の症状が改善することが期待されるのです。週に数回実施しそれを4週間から6週間連続して施行します。副作用としては刺激部位の疼痛や軽い頭痛程度とされています。以前は、ネットなどで「薬に頼らないうつ病の治療」というフレーズに惹かれて受診したひとを30回で１００万円以上というかなり高額の治療費がかかるｒＴＭＳ治療に誘導するということで社会問題化したクリニックもありました。２０１９年より、過去に1剤以上の抗うつ薬による治療が無効であったうつ病にはｒＴＭＳ治療にも保険適応が認められるようになりました。ただ保険適応により実施できる施設が北海道ではまだひとつもないなど全国的にもかなり限定されていることがネックになっていますし、その治療効果に関するエビデンスも十分にあるというわけではないのが現状です。しかし保険適応ではなくても以前問題になったような法外な費用がかかるということはなくなっているようですので、抗うつ薬の効果が見られない場合などには十分に受ける価値のある治療法だと思います。

高照度光療法はどんなうつ病に有効なのか

毎年秋から冬にかけてうつ病になり、春になると自然に軽快するような季節性うつ病のひとに有効とされる治療法です。

蛍光灯を何本か組み合わせた高照度光療法器によって２５００～1万ルクスという高照度光を浴びる治療です。眼球から入った光の作用が抗うつ効果を持つとされていますので、高照度光療法器を1分間に少なくとも20秒程度見つめることが必要です。それを冬の間、毎日午前中30分から1時間程度続けます。季節性うつ病の約60％に有効とされていますが、季節性の見られない通常のうつ病のひとにはさほどの効果は期待できません。

季節性うつ病のひとは、通常のうつ病と異なり、うつ状態の時に、過食、過眠、体重増加などの非定型的な症状が見られることが多いのですが、そういう症状を伴うひとでの有効性が特に高いことが示されて

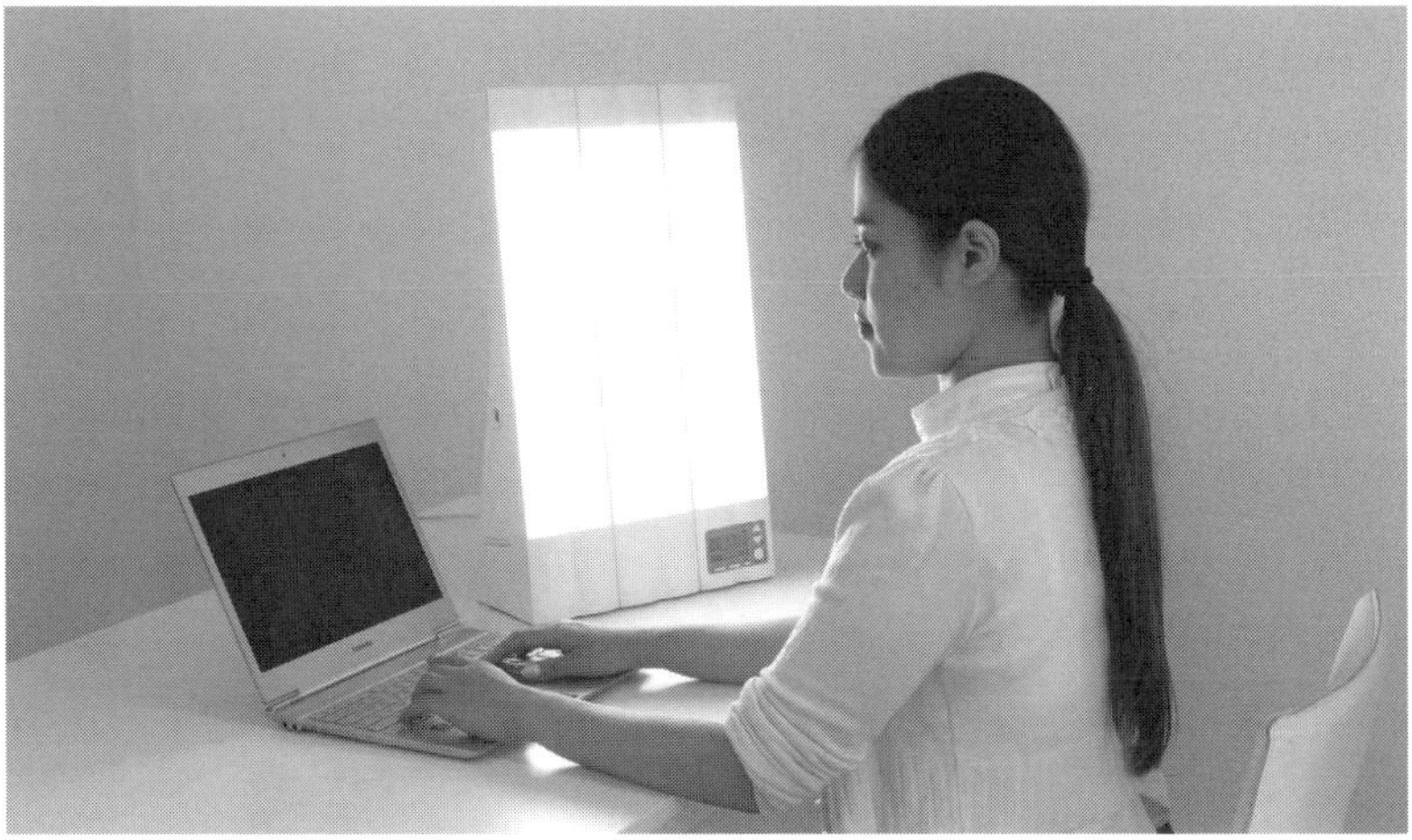

写真1　ブライトライトME＋

います。

高照度光療法器は、「ブライトライト」というような製品名でネットなどで検索されるといくつか類似した装置が出てくることと思います。値段も3万円～4万円するものまでありますが、そのような高級品ではなくても目から30センチのところで2500～1万ルクスの照度が得られるものであれば1万円以内のものでも十分だと思います（**写真1**）。

運動療法は有効か

運動がうつ病を改善するという報告が数多くされています。運動の内容に関しては特にウォーキングやジョギングなどの有酸素運動が良いとされています。運動療法とうつ病の症状の改善の関連をみた16個の研究の結果を総合的に解析した（これをメタ解析とよびます）クロップらの結果（2010年）によれば、運動療法はうつ病を有意に改善させることが示されています。運動がなぜうつ病を改善させるのかのメカニズムはまだ十分に分かっていませんが、有酸素運動がセロトニンの活性を高めるのではないかということが推測されています。

国際的にも大変有名な英国のＮＩＣＥ（National Institute for Clinical Excellence）という治療ガイドラインには、軽症うつ病には薬物療法をいきなりするよりも運動療法をおこなうことが推奨されています。運動療法の内容としては、「有能な指導者による構造化されたグループプログラムを週に３回、１回につき45分〜１時間、10〜14週間おこなうこと」が推奨されています。しかし、何事をするにも意欲が落ちてしまったうつ病のひとがこれをきちんと実践することは薬物療法に比べるとなかなかハードルが高いと思わざるを得ません。

私は、運動療法はうつ病のひとつの療法でありますが、あまり療法と気張らず、むしろうつ病の予防のためにおこなうべきものであると考えています。

米国のパッフェンバーガー博士は、ハーバード大学に在籍した約１万７０００人を対象に、運動と心の健康レベルを一定期間ごとに追跡調査した結果を報告しています。それによると、１週間に３時間以上の運動をした男性がうつ病になる危険性は、１週間に１時間以内しか運動をしない男性より27％も低かったということが示されています。また、１週間に１０００キロカロリー以上を有酸素運動で消費した男性は、うつ病の発生リスクが、あまり運動をしない男性に比べ17％低く、２５００キロカロリー以上消費した男性は、28％も低いことも明らかにした研究があります。

たとえば、早朝にゆっくりでもよいのでジョギングをしてみてはどうでしょう。走っているときはたしかに苦しいかもしれません。でも、走っているときは、たとえ悩んでいることがあっても深く考えて走るひとはいないはずです。運動そのものに抗うつ効果があることが指摘されていますが、運動をしているときは運動に集中し、無心になります。これもよいのではないでしょうか。また走り終わったときの充実感はたまらないでしょう。アスリートとしてメダルを目指すひとは別ですが、なにも速く走る必要などありません。スロージョギングで十分ではないかと思います。

しかし、運動は苦手、走るなんてとんでもないというひともいます。そんなひとにお勧めしたいのがウォーキングです。汗をかくぐらいの早歩きが良いでしょう。天気の良い日の朝のウォーキングは、規則正しい生活リズムの維持にも役立ち、さきほどお話しした高照度光療法を兼ねることにもなり、うつ病予防にはもってこいです。

こうした運動は、うつ病予防のためだけでなく、うつ病の回復期にその回復を促進する可能性が期待できますが、うつ病の病状が思わしくないときに無理をしておこなうものではないことに注意していただきたいと思います。

うつ病にはなりたくないという方だけではなく、一度、うつ病を体験して、あの地獄のような思いをもう二度と味わいたくないという方は、定期的な有酸素運動の習慣を今のうちに作っておきませんか。

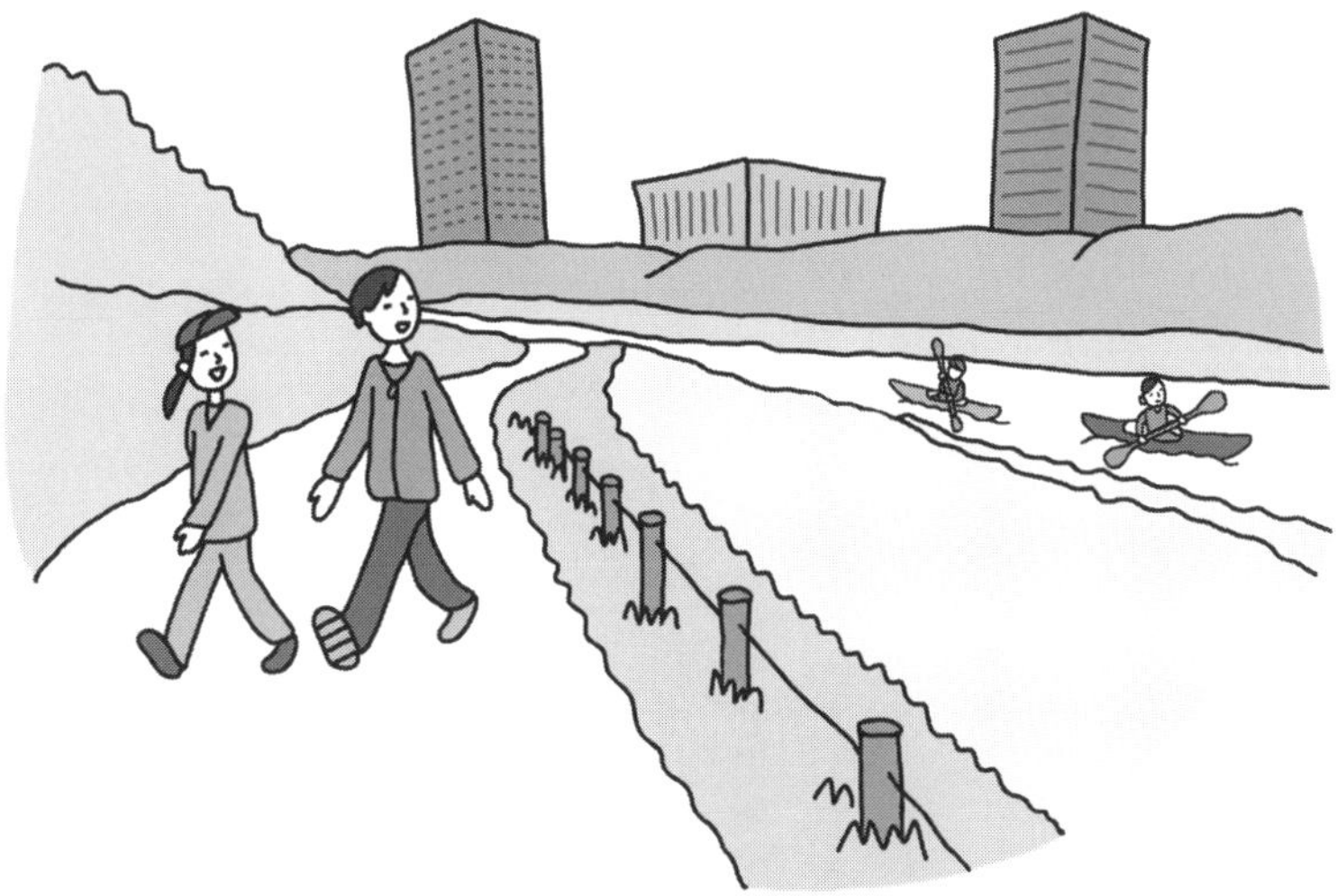

認知行動療法の実際

ある状況を経験したときに生じてくる感情と行動は、その状況をどうとらえるのか、つまり認知の仕方によって影響を受けることに注目した治療法です。

感情や行動に影響を及ぼしている極端な考え、つまり歪んだ認知が何なのかを特定します。否定的・悲観的に歪んでしまった認知から抑うつ気分が生じるとされるのです。

特別の出来事がなくても、瞬間的に浮かんでくる考えというものがあることにお気づきでしょうか。自分では考えようとはしていないのに自動的に根拠なく思い浮かぶ考え、それが自動思考なのです。

翌日おこなわれる大事な会議の資料を準備しているとします。ふっと、「また失敗して、恥をかくに違いない」「もう一度失敗したらあとがない。もう自分の会社人生は、終わりだ。降格になる」「どうせ失敗するんだから、頑張ってもしょうがない」などという考えが根拠もなく次々と浮かぶことがあるかもしれません。そうした自動思考が運悪く現実のこととなってしまうこともないわけではありません。そうすると自動思考はますます強化されていきます。

そうした自動思考をさらに奥深く掘り下げていくと、そこにはそのひと特有の考え方のクセが潜んでいることがあります。それがスキーマとよばれるものです。「完璧でないと無意味だ」などというこころの奥にある信念、スキーマがさまざまな不安や抑うつの症状を引き起こしているのかもしれないのです。

物事のとらえ方はひとによって本当にさまざまです。それはこのスキーマの相違によるのでしょう。同じ出来事があっても肯定的にとらえるひともいれば、否定的にとらえるひともいます。

たとえば、寝る時間を惜しんで一生懸命作った企画書を会議で発表するとします。6人は賛成してくれましたが、4人からは反対されてしまいました。6人も賛成してくれて採用されてよかったと思うひとばかりではありません。あれだけ一生懸命に作った企画書なのに、4人にも反対されてしまったと落ちこむひともいるでしょう。さまざまな出来事をその都度否定的にとらえていたのではストレスは増すばかりです。こうしたストレスがしまいにはうつ病を引き起こしてしまうことになるのです。物事のとらえ方がマイナスに偏っているかは、自分ではなかなか気づかないものです。そうした考え方のクセに気づき、それを修正し、柔軟な考え方を身につけるのが認知行動療法なのです。

うつ病のひとは、自分を否定し、社会を否定し、将来を否定してしまいます。根底には過度な完璧主義があるのかもしれません。完璧を求めて必要以上に頑張ってしまうひとがいます。少しでも失敗してしまうと（本当は周囲のひとはたいした失敗などとは思っていないことが多いのですが）、「自分はだめな人間だ。何をやってもだめだ。またやっても失敗するに決まっている。今までうまくいったのはたまたま幸運だっただけだ……」と思い悩みます。完璧を求めるあまりに何事も楽しめなくなり、しまいには何もしなくなってしまいます。

出来事・認知・感情・行動を分けてとらえるのは認知行動療法の大切な作業のひとつなのです。認知（考え方）と感情を分けて考えることは思ったよりも難しいことかもしれません。悲しいという感情は、物事を「これは悲しいことだ」と考えたときに生まれてくる感情なのです。誰でも自分は物事を正確にとらえていると思っていることでしょう。しかし、そうしたとらえ方はいつも正しいとは限りません。一度立ち止まって、本当に自分の物事のとらえ方や考え方は正しいのか。ほかに考え方はないのかなどを検証してみるのです。

うつ病になりやすい「考え方のクセ」には、次のようなパターンが見られます（**表3**）。

●過剰な一般化

たまたま良くない出来事があったときなどに、それは一時的、偶発的なことだとは思えず、いつも起こることだと考えてしまいます。仕事で失敗をしてしまったときなど、「今後もいつも失敗するに違いない。自分は仕事の能力がないだめ人間なのだから」と、次は失敗しないようにという努力を放棄してしまいます。

表3　うつ病になりやすい考え方のクセ
―あなたはいくつ当てはまりますか？

- ●過剰な一般化
- ●肯定的な側面の否定
- ●心の読みすぎ・結論の飛躍
- ●全か無か思考
- ●「～すべき」思考
- ●レッテル貼り

●肯定的な側面の否定

良いことがあっても悪い方向へと考えてしまいます。日頃一生懸命働いて、ようやく1週間の夏休みになりました。「ごろごろ過ごしてもう4日も過ぎてしまった。残りは3日しかなくなってしまった」と考えてしまい、普段の生活であれば、3日も休めるのだと心が躍りますが、4日間ムダに過ごしてしまったことだけを気に病んだりしてしまいます。その結果、残りの3日間もまったく楽しめないまま夏休みは終わり、ぐったりと疲れきってしまうことにもなりかねません。

●心の読みすぎ・結論の飛躍

無意識のうちに最悪の結果を予測して落胆してしまいます。上司が自分を探していたと聞くと、「リストラの宣告をされるに違いない」と思ってしまったりします。

●全か無か思考

物事を完璧かまったくだめかのどちらかでしか判断できない考え方のことです。テストで100点を取れなければ0点と同じだと考えてしまいます。すばらしいスピーチをしているのに、一か所だけ言い間違えただけでまったくだめだったと思ったり、すばらしいピアノ演奏なのに、少しだけ音を外しただけで完全な失敗だったと思いこんでしまいます。そのようにして、結局は自分を責め続けることになってしまうのです。

●「〜すべき」思考

「仕事場の机の上はいつもきちんと整理整頓しておくべきである」「毎晩、きちんと睡眠をとるべきである」「日課は毎日きちんとこなすべきである」「締め切りはいつも必ず守るべきである」これらはたしかにある程度は守るべきことなのですが、それをいつも厳密にすべきであるという思いが強く、少しでも達成できないと悔やんで自分を責め続けたりします。

●レッテル貼り

自分は人望がない、もてない、要領の悪いだめな人間だとレッテルを自ら貼ってしまいます。何か良くない出来事があるとやっぱりそうだとさらにレッテル貼りを強化してしまい、ネガティブな自己像が完成してしまいます。

こうしたうつ病になりやすいような思考法からどうやったら脱却できるのでしょうか？まずは、先に挙げた考え方のクセのパターンをおぼえましょう。そしてある出来事に対して、いま自分はどのような思考パターンをとっているのかを丹念に考えてみるのです。さきほどお話しした、会議で6人賛成、4人反対というときに暗い気分になっているとしたら、それは「肯定的側面の否定」から来ているのではないでしょうか。

そうした思考パターンを1日のうちでどのくらいしているのか、パターンを全部書き出してみましょう。そのほかの思考パターンも繰り返しているかもしれませんね。これを1週間も続けると自分の考え方のクセがだんだんと分かってきます。

次はその修正作業に入っていきましょう。**表4**のような修正ノートを作ってみてはどうでしょうか。考えたこととそれがどういう思考パターンに該当するかを判断し、ほかに考え方がないか書き出してみましょう。そのなかで妥当性が高いものを採用するのです。この際、無理矢理現実ばなれした楽観的なポジティブな思考をあえて考え出してそれを採用する必要はありま

表4　気分の変え方ノート

状況	考え	思考パターン	可能な考え
セールスに行くたびに断られる	自分が行くからいつも売れない	過剰な一般化	今は不景気だから誰がやっても難しい
	社会の中でうまく適応できない	全か無か思考	まだ初心者だし、こんなものだ
	自分は無能な男だ	レッテル貼り	気に入ってくれる客もいるし完全に無能といえない

せん。

こうした作業をしばらく繰り返します。毎日、何度もする必要はありません。これを毎日、朝昼晩にやらなければならないと考えたら、それは「〜すべき思考」になってしまいます。時間のあるとき、気が向いたときにつける程度でよいと考えることも大切です。何回かこのようなノートをつけていると自分の考え方のクセが手にとるように分かります。そして修正のコツが呑み込めるようになります。そうしたことを繰り返すうちに、柔軟な考え方が身につき、次第に憂うつな気分に陥る回数が減ってくることに気がつくはずです。

認知行動療法はいつ始めたらよいのでしょうか?

認知行動療法はうつ病の精神療法でもっとも広くおこなわれているものですが、うつ病ならいつでも効果があるというものではありません。従来、内因性うつ病といわれた本格的なうつ病の場合には、否定的な認知のため憂うつに陥るというよりもうつ病そのものにより気分やエネルギー全般の低下が見られ、そのため認知も否定的になっている場合があります。こうした場合に、認知行動療法の治療者の出す課題は、とてつもない重荷と感じられ、要求に応えられない自分を責め、ますます憂うつとなることも少なくありません。

うつ病で気分の落ちこみが目立ち、倦怠感も強く、不眠もつらく、食欲もなくなって体重がかなり減ってしまった（内因性うつ病の急性期とよびます）というような場合には認知行動療法は見合わせた方が良いのです。認知行動療法関連の書物には、この点に関する注意がきちんと記載されているものが少ないのが不思議でなりません。なかには重症のうつ病にも認知行動療法は有効であるというデータがあることを理由に、そうした場合でも認知行動療法を勧めるケースがあるとも聞いたことがありますが、これは危険なことです。さきほどもお話ししましたようにそもそも重症のうつ病ではそうした治療に取り組む気力、意欲、集中力、体力がないのです。

そうした本格的なうつ病の場合には、まず休養と薬物療法をおこない、次第に回復が見られて日常生活にそれほどの支障が生じなくなった頃に、再燃予防を目的に認知行動療法が開始されるのが望ましいと考えます。

さらに言うと、認知行動療法は、まだ発病していないときにうつ病予防のためにおこなうのが理想的といえましょう。

4 さまざまなうつ病をいま明らかにする

うつ病

今までうつ病とひとくくりにしてお話ししてきましたが、実はうつ病はとても多様性に富んでいるのです。つまり一口にうつ病といってもいろいろなうつ病があるのです。

まずはうつ病の重症度による分類について見てみましょう。

軽症うつ病から重症うつ病まで

軽症うつ病

うつ病は軽症、中等症、重症というようにうつ病の重症度の程度によって分類されることがあります。最近、国内外のうつ病の治療ガイドラインではこのように重症度ごとに治療方法を解説しているものが多く見られるようになってきました。

そのなかでも最近ますます注目されるようになっているのは軽症うつ病とその治療方法なのです。これまでうつ病の治療といえばだいたいは中等症や重症のうつ病を対象として研究されたり検討されたりすることがほとんどでした。

しかし、いろいろな精神疾患の軽症化が見られることが指摘されるようになって久しいのです。そうした軽症化はうつ病でも例外ではありません。それだけ軽症うつ病の患者さんが増えたということです。

しかし軽症うつ病に対する誤解を耳にすることもまだまだあります。たとえば「軽症うつ病の診断も治療も難しくない」であるとか「軽症だから患者さんの苦痛はたいしたことはなくて、日常生活への支障もたいしたことはない」などとつい考えがちかもしれません。しかし診断にしても治療にしても軽症のものにはそれなりの難しさがあり議論が尽きない領域でもあるのです。

これまで何度かお話ししている米国の国際的診断基準DSM―5では軽症うつ病をどのように扱っているのでしょうか。その診断基準を見てみましょう。

そこでは、「大うつ病性エピソードの9つの症状のうち5つまたは6つしか存在せず軽度の機能障害または多大で非常な努力をすれば正常に機能できることによって特徴づけられるもの」とされています。しかし症状が5つあるいは6つしかないといっても、「ほとんど一日中、ほとんど毎日、気分が落ちこんで」いて、そして「ほとんど一日中、ほとんど毎日、ほとんどすべての活動において興味・喜びが著しく減退して」いて、「ほとんど毎日不眠」で、「ほとんど毎日食欲が減退して」いて、「ほとんど毎日疲れやすい」という状態が2週間も続くということを想像してみてください。これで社会生活や日常生活の機能障害が軽度にとどまるということが果たしてありうるのかと疑問を抱かざるを得ません。

また「多大で非常な努力をすれば正常に機能できる」というのですが、そうした症状をほとんど一日中、ほとんど毎日感じているひとが「多大で非常な努力」をすることができるのでしょうか。

国際的に広く使われている診断基準であっても軽症うつ病の診断にはこのように疑問を感じる部分があ

るのです。軽症うつ病の診断の難しさの一端をお分かりいただけましたでしょうか。

さらに注意すべきことがあります。それは、軽症うつ病は、いつまでも「軽症」うつ病であり続けるとは限らないことです。つまり軽症うつ病が、終始、軽症うつ病として経過するという保証は何もないのです。重症うつ病のひとは、ある朝目が覚めたら突然重症のうつ病になっていた、なんていうことはありえないと私は思います。少なくとも私は40年間の精神科医生活でそのようなひとに一度も出会ったことはありません。

そうは言っても、もしかしたらいきなり重症うつ病で発症する例もごくまれにあるのかもしれませんが、重症うつ病例であっても、通常はまずは軽症うつ病で発症し、さまざまな期間を経て中等症以上のうつ病、さらには重症うつ病になってしまうということの方が圧倒的に多いのです。

これまでうつ病の臨床家が口をそろえて指摘してきたのは、うつ病の自殺はその初期と回復期に多いということです。それが事実であるとすれば、後に重症へと進展してしまう可能性のある軽症うつ病のひとの自殺の危険性は重症うつ病のそれに比べても決して低いものではないということになります。

さらに注意しなくてはいけないのは、患者さんが症状や困りごとをはっきり言うことをためらったり、または医師の問診が不十分であって症状や患者さんの困りごとをきちんと把握できないため、実は軽症でないのに軽症だと判断されてしまうことです。

うつ病の早期に見られる軽症うつ病に対して、「気の持ちようだから、前向きに考えなさい」と説諭したり、誰にでもある一時的な落ちこみで、病気ではないから治療なんて受ける必要なんかないと周囲のひとは言いがちかもしれません。さらには精神科医や心療内科医であっても経験が浅い医師であればそんなこともありそうです。

適切に診断し、そして適切な治療的対応をすることで中等症以上のうつ病への展開を予防することに「軽症うつ病」診断のもっとも重要な臨床的意義があると考えています。

では正しく軽症うつ病と診断された場合、治療はどうしたらよいのでしょうか。中等症や重症のうつ病とは異なるのでしょうか。

さきほど運動療法のところでお話しした英国のNICEガイドラインでは、軽症うつ病に対しては、抗うつ薬はリスク・ベネフィットの面から最初の治療法としては適しておらず、最初の簡単な治療法が無効の場合にのみ推奨されると書かれています。では最初の簡単な治療法とはなんでしょうか。そうした治療法としては、構造化された指導つきの運動や認知行動療法に基づいたセルフヘルプといった治療プログラムの実施が推奨されているのですが、わが国の現状ではこうしたことが簡単におこなえるのか疑問なところです。

日本のうつ病学会のガイドラインでは、軽症うつ病と抗うつ薬による治療の問題についてこのように書かれています。

「薬物療法を導入することに消極的になりすぎれば、治療の時期を逸して重症化を招く恐れがある。逆に安易な薬物療法は問題解決に向けた患者自身の能動性を失わせる」

これは薬物療法の功罪両面を視野に入れた、実に的を射た見解だと思うのです。英国のNICEガイドラインで問題にしているのは、抗うつ薬はそれなりの副作用があるのに、軽症うつ病に対しては中等症や重症のうつ病とは異なり得られる効果が十分ではないということです。たしかに治療者も患者もプラセボ(偽薬)と実薬(抗うつ薬)のどちらを服用しているか分からないようにした臨床試験で、軽症うつ病だけを対象に解析すると統計学的に有意な差は出ないことが多いのです。しかしこれは軽症うつ病に抗うつ薬は無効であることを示しているわけではないことに注意しなくてはならないのです。いったいどういうことなのでしょうか。それは軽症うつ病にはプラセボがそれなりの効果を示すため、実薬との有意な差が出ないということなのです。つまり軽症うつ病であっても抗うつ薬の効果に期待はできるのです。

だからといって軽症うつ病の人々に何が何でも抗うつ薬を勧めるつもりはありませんが、有用な治療法のひとつと考えるべきなのです。まずは、患者さんの悩みや困りごとに十分に耳を傾け、仕事量が多すぎればそれを減らすようにお話しし、睡眠覚醒リズムや生活リズムの乱れがあればそれを正していただき、少しでも休養をとる時間を増やし、朝のウォーキングやジョギングなどの適度の運動を勧めるということをします。しかしそれらに加えて私は抗うつ薬の使用をためらうべきではないと考えています。

重症うつ病、妄想性うつ病

軽症うつ病といえどもいつまでも軽症であり続けるという保証はなく逆に重症うつ病のひとはある日目が覚めたら突如重症うつ病になっていたということはまずありえず、その病歴を慎重に振り返ると当初は軽症うつ病であったことが少なくないとお話ししてきました。うつ病が重症化するとどのようになるのでしょうか。そうした場合には、往々にして不安が強くなり貧困妄想や心気妄想、罪業妄想などの妄想を伴うようにもなります。そして希死念慮も強まり自殺の危険も生じることにもなるのですが、さらに重症化も著しくなると飲食もままならず生命の危機にも瀕することもあります。こんな例を経験しました。

症例　Bさん　82歳女性

Bさんは元来元気者。数年前にご主人を亡くしましたが、82歳になるまでこれといって病気知らずでお孫さんたちに囲まれて楽しく過ごしてきました。ところが、82歳の4月のことです。特にこれといった契機もなく、抑うつ気分、意欲低下が出現します。その頃、自宅のリフォーム工事が決定したのですが、実際はそれほど高価ではなく十分に支払い可能な工事費用だったのですが、それがどうしても払えないと気に病むようになりました。また大切にしていた物がなくなってしまった、貯金ももうすぐ底をついてしまうのでどうやって今後暮らしていけばよいか分からないと不安や焦燥を伴った貧困妄想をしきりに口にするようになります。息子さんやお嬢さんたちが、そんな心配はいらないから大丈夫だとさかんになだめるのですが、納得しませんでした。またその年の6月からは、「おしっこが出ない、便も出ない、食事も入らない」などの身体症状をしきりに口にして近医内科を受診したのですが、検査の結果、これといった身体的異常所見がなかったため、心気症状とされ抗不安薬が処方されました。

しかし、身体症状の訴えはさらに増悪し、7月からは同様の症状を訴え、救急車で市内の総合病院の救急外来を頻回に受診するようになりました。また「喉がつまる、何も食べられない」と拒食、拒薬も出現したのです。7月下旬になりその総合病院の精神科を受診し、うつ病と診断され直ちに入院となりました。しかし不安、焦燥感が強くじっとしていられず病棟から出てしまおうとすることもあり開放病棟での治療が困難だと判断され、1週間後に大学病院の精神科の閉鎖病棟に転院となりました。そこでは私たちの病棟治療グループが治療を担当することとなりました。

入院後、2か月間、種々の抗うつ薬による治療を集中的におこないました。しかし3種類の抗うつ薬による治療がいずれも失敗に終わってしまいました。どの薬剤によっても焦燥感がかえって増悪し、攻撃性まで出現するためいずれも中断に追いこまれてしまったのです。うつ状態は増悪し、「何も分からない」、「一生治らない、薬なんて飲まない」などの困惑、拒否や、「手足がなくなった、内臓がなくなった」などの訴えも見られるようになりました。10月中旬からは、動きが鈍くなる制止状態が前景となり、そして最終的に昏迷状態（意識は障害されていないのに、意志の発動がほとんど見られなくなり、周囲の刺激にも反応しなくなってしまう状態）となってしまいました。自力では食事の摂取もできないため経管栄養（鼻からチューブを入れて栄養分を補給する）管理に至ったのです。

こうなってしまうと、精神療法的な働きかけも非常に困難となり、それまでの抗うつ療法がいずれも奏功しないこともあり、m―ECTの適応となるのですが、そのことをご家族にも十分に説明したのですが、なかなか同意が得られませんでした。そこで鼻のチューブからそれまで使用していなかった抗うつ薬をその後2か月にわたって数種類試したのですが、いずれも無効でした。

数か月に及ぶ昏迷状態の末、それまでm―ECTに消極的であった家族の了承もようやく得られたため、翌年1月に全身麻酔下でm―ECTを隔日で施行しました。そうしたところ3回目のm―ECT翌日より急速に昏迷状態から回復し摂食、排泄も自力で可能となったのです。その後、速やかに寛解状態となり、m―ECTは、計5回で終了となりました。

なおm―ECTにより心室性期外収縮の頻度が一過性に増加したのですが、無治療で軽快しました。それ以外の副作用は一切見られませんでした。妄想を伴い昏迷状態にまで至り不食により生命の危険とも隣り合わせになるようなきわめて重症のうつ病でしたが、m―ECTはまさに救命的な治療であったともいえ、強く印象に残る一例なのです。

非定型うつ病

非定型うつ病とは

皆さんは非定型うつ病というとどんなうつ病を想像しますか。非定型うつ病というのだから「定型的ではないうつ病」であって典型的なうつ病からはみ出していてあまりうつ病らしくないうつ病で、時には本当にこのひとはうつ病だろうかと周囲が疑問に思うようなうつ病だろう、などと思われる方もいるかもしれません。

しかし、実はそれはまったくの誤解なのです。そうした「うつ病らしくないうつ病」という意味合いはまったくなく、非定型うつ病とは「気分反応性」、「過食・過眠」、「鉛様の麻痺状態」、「拒絶への過敏性」などといった特徴的な症状からなるうつ病なのです。少々変な言い方になってしまうかもしれませんが、「定型的な非定型病像」を呈するうつ病なのです。この非定型うつ病は比較的若い女性に見られやすいことが指摘されています。

―気分反応性とは

ここでいう「気分反応性」とは何のことでしょうか。典型的で定型的なうつ病では、普段であれば楽しい気分になれるような良い出来事が起こっても少しも楽しめないのですが、非定型うつ病ではそうではないのです。何か楽しい出来事があったときには元気になれるのです。そうしたことを「気分反応性」というのですが、さきほどお話しした国際的な診断基準であるDSM―5の非定型うつ病の診断基準ではこの「気分反応性」が必須の項目として重視されています。

また食欲低下や不眠をきたす定型的なうつ病とは逆に過食・体重増加や過眠（1日11～12時間以上の睡眠）という非定型的な身体症状が見られるのも特徴です。さらに体が鉛のように重く、なかなか起きあがれないような感覚を経験する「鉛様の麻痺状態」も特徴的な症状とされています。さらにひとから否定されたり拒絶されたと感じる出来事に対する敏感さである「拒絶過敏性」も特徴として挙げられています。

―拒絶への過敏性とは

この「拒絶への過敏性」は、ひとから何らかの拒絶的な態度をとられたり批判を受けた際に、明らかに過剰に意気消沈したり、怒ったり、嵐のように激しい対人関係をとったり、そうした怒りのため家事や仕事上の重大な責任を放棄してしまったり、拒絶されることを恐れ親密な対人関係を回避してしまうなどの特徴からなる症状です。

こうした特徴が目立つひとの場合には、「気分反応性」は、楽しい出来事で気分が改善する反応性よりも他者に否定され拒絶されたと感じるときに気分が過剰に悪化するという反応性の方が目立つこととなります。こうした「拒絶過敏性」によって気分が悪化するときには、しばしば、「過食・過眠」や「鉛様麻痺」も見られて、場合によっては数日間に及ぶ「寝込み」となってしまうこともあります。

実は、ＤＳＭ―５では「気分反応性」を非定型うつ病の必須症状としていることには批判が少なくありません。実際の臨床では、気分が良くなるという気分反応性よりも、本人にとって良くない出来事が生じた場合に激しく気分が落ちこむことを経験することも多く、良い出来事に対して気分が改善するという「気分反応性」よりもむしろ「拒絶過敏性」を非定型うつ病のもっとも本質的な特徴として重要視すべきであるとの意見が次第に優勢となってきています。また「拒絶過敏性」は、うつ病の最中だけに見られるものではなくて、成人期の大半の時期に持続する特徴としてＤＳＭ―５では挙げられていることもつけ加えておきたいと思います。

―不安症の前駆

うつ病には社交不安症やパニック症といった不安症が合併しやすいのですが、うつ病のなかでもとりわけこの非定型うつ病はそれ以外のうつ病に比べて不安症の合併率が高いことが知られています。非定型うつ病が社交不安症を併発する割合は54・8％あるいは77・1％に及ぶとする報告がありますし、またパニック症を併発したうつ病の63・５％が非定型うつ病だったとの報告もあります。

うつ病と不安症が合併するとか併発するといってもそれらが同時に発症するわけではありません。まずは不安症を発症して、その後しばらくしてからうつ病にもなるという経過のことがほとんどです。これまでの臨床報告によればそのうち過半数は非定型うつ病ということになるのです。

不安症がすでに発症していて後にうつ病になった場合、すでに発症している不安症が見逃されて治療的対応がされずに不安症が持続した場合には、うつ病のほうも治りが悪く症状が遷延化しやすく、またたとえある程度良くなってもまた悪くなってしまう、つまり再燃しやすくなることが指摘されています。不安症のなかでも社交不安症は病気ではなく人見知りな性格だと思われてしまい、なかなか治療を受けることがありません。そういうひとがうつ病になって初めて受診をするのですが、治療によってそのうつ病がある程度良くなってもうつ病になる前に発症した社交不安症には気づかれずにその治療をきちんと受けないとうつ病は再発したり長引いたりしてしまうことが少なくないのです。

―非定型うつ病は双極性とも関連がある

非定型うつ病の大きな臨床的特徴のひとつは、経過中に多弁で睡眠時間も短くても大丈夫で普段よりもかなり活動的で人との交流も活発になるという軽躁状態となることがまれではないことです。Benazzi[1]という臨床家は、非定型うつ病が大うつ病性障害例(うつ病だけの例)254例のうち27・7%に見られ、双極II型障害(うつ病も躁病もある双極性障害のうち軽躁状態に止まるため外来治療が可能な一群、詳しくは双極性障害の項目をご覧ください)348例の54・7%に見られたと報告しています。つまり非定型うつ病は、うつ病よりもむしろ双極性障害との親和性が高いのです。

自分は非定型うつ病なのか双極性障害なのか知りたいと言う方がときどきおられます。そうした鑑別が問題になることもあるのですが、「双極性障害のひとがうつ状態になると非定型うつ病の状態になることが多いのです」と説明するようにしています。双極性障害についてはのちほど詳しくお話ししていきたいと思います。

文献
(1) Benazzi　F. Testing atypical depression definitions. Int J Methods Psychiatr Res14:82-91, 2005

「新型うつ病」、「現代型うつ病」とは

皆さんは新型うつ病とか現代型うつ病という言葉をどこかで聞いたことがあるのではないでしょうか。精神医学界でも10年ほど前までは盛んに論じられていました。前項で見てきた軽症うつ病や非定型うつ病とは異なり新型うつ病や現代型うつ病という正式な精神医学用語はないのです。現代の若いひとたちがしばしば呈するうつ状態をマスメディアが２００７年ごろに命名したマスコミ造語だといわれています。

うつ病といえばひたすら自分を責める自責の病であるともいえるのですが、若いひとの間ではそうした自責感には乏しく、逆に他者を責める他責傾向が目立ち、何をするのも億劫になってしまうという抑制症状よりも逃げの姿勢に入ってしまう回避(逃避)症状を主体とする状態だということで当時は注目を集めたものです。

典型的なうつ病の方のもともとの性格として見られるメランコリー親和型性格についてお話しをしましたが、そうした性格のひとが持ついつも他人に配慮するような他者配慮性に乏しいともいわれたものです。成熟か未熟かのどちらかと言われれば、後者ということになるのでしょう。

そうした若いひとが、自分でうつ病だと思うから来ましたと受診してもうつ病の症状が２～３個あるだけで、それもそれほど重いものでもなく、「遊びはできても仕事はできない」であるとか「仕事を休むことへの抵抗感に乏しい」などといわれたりもしました。

こういうひとに対しては、周囲は本当に病気なのだろうか、なまけではないのかなどと思いをめぐらしたのではないでしょうか。そしてしばしば病気ではなくてなまけだと決めつけ、「なんちゃってうつ病」などと揶揄したものです。会社の人事や家族がそのように考えてしまうことがあっただけでなく、場合によって精神科医のごく一部もそのようにとらえてしまったようです。

ごくわずか本当になまけと言われても仕方がないひとたちがいたことも否定できないかもしれませんが、たとえ症状がそれほど多くなく、またそれほど重くなくてもさきほどまでお話ししてきた軽症うつ病の基準をぎりぎりでも満たすひとたちは多かったのです。治療という意味ではそういうひとたちにはどのように接するべきなのでしょうか。私は、以前からずっとそのことを考えてきて実践してきました。これからお話しすることは一部「軽症うつ病」の人々への治療にも通ずるところがあるのです。

―休養することがいつも良いとは限らない
―病状によっては、多少つらくても仕事や家事をしながら生活のリズムを整えることも大事

うつ病の治療の原則は休養であることは何度かお話ししてきました。中等症から重症のうつ病であり、すでにかなり負担になってしまっている業務を続けることで病状がさらに悪化して回復が遅れてしまうと判断される場合であれば、休養はうつ病治療の大きなひとつの柱であって、それを勧めるべきことは言うまでもありません。

しかし、「新型うつ病」とよばれたような若いひとに見られやすい比較的軽症のうつ病では、休養を勧めることがいつも良いとは限らないのです。そして病状によっては、多少つらくても仕事や家事をしながら

生活のリズムを整えることも大事であることを説明すべきだと思います。

仕事がそれまでのように普通にできないというような状態であっても、すぐに「1～2か月の休養が必要です」という診断書を発行する前にすることがあるのではないかと考えています。たとえば、「どうしても不調だと感じる日のみ休む」、とかコアタイムの出勤のみはなんとかこなすということでしのげないかと考えることです。

というのも、一度彼らが休職に入ってしまった場合のことを考えてみましょう。それまでかろうじて維持してきた社会的リズムは復旧困難なダメージをこうむる可能性が高いのではないでしょうか。具体的には休職に入って少しすると昼夜逆転の生活リズムとなってしまう方が少なくないのです。それがうつ病からの回復を遅らせる要因のひとつになりうることにも注意しなくてはならないからです。

ただ休養の是非の判断はそう容易なものではなく、うつ病学会の治療ガイドラインにあるように「個人の状態や病期、背景をよく把握したうえで休養の利点と欠点を提示しながらお互いに話し合って決定すること」が一番重要なことは言うまでもありません。

そうした話し合いがおこなわれる実際の診察場面では、ともかく仕事を休んでしまいたいと希望する若いひとたちに、「大丈夫、ここが頑張りどころ！」とそっと背中を押すことが必要な場合もあるかもしれません。ただし、どこまで押して、どこから引くかという判断に関するエビデンスのある基準があるわけでないので、この判断に苦慮するケースも少なくありません。

症例　Cさん　40歳男性　総合電機メーカーの係長

6年前に上司の「パワハラ」や同僚の「いやがらせ」を受けて、うつ状態となり、近医で適応障害と診断されたといいます。その後も改善せず、翌年には数か月間休職しています。復帰後も症状がなかなか改善しないため、転医したところうつ病と診断されました。その翌年、翌々年にも数か月間の休職を繰り返しています。休職の際の診断書には、「新型うつ病」と書かれていたといいます（そのような診断書にはめったにお目にかかれないのですが…）。その後、上司や人事労務担当者の面談の際には、何かにつけて「君は新型うつ病なんだから、あまりわがままを言ってはいけない」という意味のことを言われ続けていたといいます。

3回目の休職後、知人の紹介で、私のもとを受診することとなりました。遠方から飛行機を使っての受診でした。近医への継続通院を勧めましたが、結局現在までの数年間毎月通院を続けています。通院開始後2年ほどしたところ、誰の目から見ても明らかにラインから外れる形での出向という異動人事が発令されてしまいました。

渋々それに従い、赴任したものの、なかなか業務に慣れず、数か月した頃から、次第に頭痛、めまい、吐き気や抑うつ気分、倦怠感を感じるようになり、起き上がれないとのことで2週間欠勤したところで予約外の受診となりました。起き上がれないのに、よくも遠方から飛行機を利用して受診してきたものだと驚かされたものです。

数か月間単位での休職を要するという診断書発行を希望しての受診でした。本人が訴える症状と本人の置かれた状況とそれまでの経過を総合的に判断し、抗うつ療法を強化するとともに、「今は、長期休職を考えるときではなく、むしろ強行突破すべきである」と背中を押したのです。そうしたところ、1か月後の受診時には、「数日後から出勤が可能となりました。あのとき、先生に強行突破と言ってもらって、迷いがふっきれました。当初はつらかったのですが、なんとか出勤しているうちに倦怠感も軽くなってきました」と笑顔での報告を聞くことができたのです。

しかしこうした「強行突破」がいつも良いわけではありません。この判断を誤ると最悪の結果を招きかねないのです。

症例　Dさん　28歳男性　有名企業の技術職

社長賞を受賞したこともあり、将来を嘱望されていました。部署異動を契機にうつ病を発症し、これまで2回の休職歴があります。1回目は1年間の休職、復帰1年後の2回目の休職は1年半にも及びました。2回目の休職中から私が外来で治療を担当することになりました。復帰後、順調に業務をこなしていたのですが、2年が経ったころ特にこれといったきっかけもなしに徐々にうつ状態を呈するようになりました。うつ病の再発と見て、通院間隔を密にし、抗うつ療法も強化したのですが、なかなか改善傾向は見られませんでした。出社してもモニターを茫然と眺めているだけのこともあり、なかなか業務もはかどりません。しかし、週末になると伊豆の海でダイビングを楽しめるといいます。しかし週明けになると人が変わったように不調になることの繰り返しでした。

本人が再度の休職を希望するようになったのですが、直ちに休養を要するような重症度にはないと判断しました。というのも今回が3回目の休職となり、これが長期化した場合には、途中で解雇となりうることも考慮したのです。そのうえで「もう少し出社を続け、どうしてもだめならそのとき休職しよう」、「ここがふんばりどころ」とそっと背中を押したのです。しかし、その診察終了後、最寄りの地下鉄駅でホームより投身自殺企図をしてしまうのです。幸いにも電車が入線する前で一命をとりとめたのです。

その後、結局は休職することになり、回復は遅れ解雇、退職となってしまいました。しかし、うつ病からは回復し、復職プログラムを順調にこなし、再就職に備える日々です。

この例では最悪の結果に至ることは免れたものの、一歩間違えていたらと反省すべき例でした。「押す」か「引く」かの判断は、まさに優れた外科医の微細なメスさばきに匹敵する高度な判断と対応を迫られることになるのです。精神科臨床医の腕の見せどころのひとつだといってよいかもしれません。

―「服薬と休養で比較的短期間で治る」という安易な期待を持たないようにする

治るという期待を持つことはとても重要なのですが、「服薬と休養で比較的短期間で治る」という安易な期待を持つようなことがあれば、そのことが彼らに、「自分はうつ病なので、薬さえ飲んでいれば良くなるので、何も(仕事を)しなくてよい、あるいは(周囲の目からは遊興としか映らないインターネット、ゲームへの熱中、海外旅行など)何をしてもよい」という気持ちを抱かせ、かえって長期的な経過が不良となることもあるかもしれません。あくまでも「治療の主役は彼ら自身である」ことを繰り返し強調すべきだと考えています。

―現在の労働環境は、20年~30年前よりも過酷なものであることも心得ておくべきである

ただ、現代の20代から30代の若いひとたちが置かれている労働環境は20年~30年前のそれとはかなり異なるものであることを上長や人事労務管理者だけでなく治療する側も心得ておくべきだと思うのです。

当時の職場には、ある種のおおらかさやゆとりがあったことは否めません。近年では、管理体制の強化、

人事・業績評価の強化、電子化技術の導入、対他社関係や顧客対応での完全性の要求といったいわば「職場自体のメランコリー親和型化」が進行する中、皮肉にも職場の構成員間では他者配慮性が一層欠如し、ときにハラスメントにも至る「職場内の非メランコリー親和型化」も進行しているように思えて仕方がありません。

コンプライアンス体制の強化といって、こまかい規則でがんじがらめにしたり、業務内容の重箱の隅をつつくような指導をすることがもはやパワハラぎりぎりかすでにパワハラであるというレベルに至ってしまっていることもまれではないように思います。

そうしたことが、自己愛は強いもののある種の脆弱性を秘めた若いひとたちにとって発病の決定的な契機となることが少なくないように思われてならないのです。さきほど非定型うつ病の主要な特徴としてお話しした拒絶過敏性の目立つ例では非定型うつ病の発症や病状増悪の要因となることが容易に推測されるのです。

―環境の変化への期待（適材適所となる人事異動）

環境の変化が治療的に大きな意味を持つ例もあります。特に人事異動や上司の叱責、同僚、部下との不和が発病のきっかけとなったような場合には、さらなる人事異動などが彼らの病状に好ましい影響を与えることも少なくないように思います。

発達特性上の問題を抱え、環境にうまく適合できないことが発症の誘因となったような例では彼らのそうした特性を十分に勘案してその特性が活かされる環境に身を置けるような配慮が職場の上司や産業医との連携をも視野に入れて検討されるべきでしょう。またそうした環境変化が生じるのをじっくり待つ姿勢も重要です。

―病気を理解しつつ過保護にはしない―批判は禁物だが、患者に合わせすぎず、言うべきことは言う

家族や周囲のひとたちは、なまけだと決めつけずに患者さんの病気をよく理解することが求められます。このことは実はかなり難しいことだと思います。「うつ病だと言われているけど、好きなことは楽しそうにしていて本当にうつ病なのか」と疑問に思ったり不快感を持ってしまうこともあるかもしれません。

しかし、負担になることはできなくても趣味のような楽しめることはなんとかできるのが軽症うつ病のひとつの特徴でもあるのです。でもそれは回復へのひとつの過程なのです。まずつらい仕事からできてのちに趣味ができるようになるということはないのです。

しかし、そうした彼らにすべて言いなりにならないといけないのでしょうか。私はそうは思いません。彼らが病気だということを理解しつつも、あまり合わせすぎず過保護にせず、批判は禁物なのですが、最低限言うべきことは言うのが良いのではないかと思っています。たとえば、「今日は不調だから会社を休みたい。上司に休みの電話を入れるのがいやだから」と奥さんに頼んでばかりいる方がいるとしましょう。そういう場合は、「あなたの仕事なのだから、きちんと自分で電話をしてね」ということは言って良いと思うのです。

―医師も家族も彼らへの過度な陰性感情を慎み、辛抱強く気長な対応を！

さきほどお話ししましたように、ややもすると家族や周囲のひとは「本当のうつ病でもないくせに、う

つ病、うつ病と騒ぎたて疾病利得を得ようとしている」と思ってしまったりするかもしれません。極端な場合には治療をしている精神科医までもが「うつ病ではなくて本当は治療の対象とはならないようなパーソナリティの問題ではないか」という感情を抱いてしまうこともあるかもしれません。

しかしそのような行きすぎた陰性感情を抱いてしまい、冷たい目のみで彼らを見てしまうことの問題の大きさを考えるべきだと思います。そうした過度の陰性感情が治療的にポジティブに作用するはずがないからです。

症例　Eさん　38歳女性

一流商社総合職Eさんは、33歳の秋、花形部署のチーフに抜擢されました。初めは張り切って仕事をしていたのですが、2～3か月後には仕事のプレッシャーを強く感じるようになりました。次第に抑うつ症状が目立つようになり、5月に嘱託産業医である私のもとを受診することとなりました。

意欲低下、倦怠感そして不眠が見られるうつ状態でした。抑うつを伴う適応障害あるいはうつ病が疑われました。うつ状態にあることを十分に説明して仕事量の調整をするようにお勧めしました。しかしその後さらに状態は悪化し、会社に来てもまったく仕事が手につかない状態となり、適応障害を超えたうつ病であると診断し、うつ病の心理教育を十分にして抗うつ薬の処方を開始しました。「2か月間の休養が必要」との診断書を発行して、休養中の過ごし方についても生活リズムの乱れに注意するようにとお話しをしました。さらに抗うつ療法も徐々に強化していきました。

しかし5月下旬には、「気分転換に」と夫と数日のグアム旅行に出かけ、真黒に日焼けして、社内診療室に現われたのです。6月に入ってもうつ状態にさほどの改善は見られなかったのですが、6月下旬の診察は、「気分転換の東欧一人旅」のためキャンセルとなり驚きました。服薬も自己中断してしまいました。

7月になり、本人が復帰の意欲を見せるようになったのですが、元の職場への復帰は考えられないというのです（社内の定期異動は8月。内示を7月中旬に出すのが通例。この時期を逃すと異動は非常に困難となってしまうのです）。

以前から本人が異動を希望していた部署があったため、人事部長が配慮し、そこへの部署異動を検討してくれることとなりました。その旨を担当役員から本人に内示という形で7月中旬に伝えたのですが、「勝手に決めて！」とこちらの予想に反して大いに憤慨したのです。「たしかに自分が行きたい部署であるが、もっと好調になってから行きたかった」と言います。

また異動先の部署でも「厄介ものをおしつけて！」と憤慨しているとのことで、その部署の局長と部長が私のもとを訪れることになりました。面談は、終始気色ばんだ彼らとのやりとりになってしまいました。病状説明、復帰後の注意などの話以外には、人事部長と産業医の連携に問題があるのではないかとの非難めいた発言が多く聞かれました。

結局、その部署への異動に（本人にとっては願ってもない異動なので当然といえば当然なのですが）本人も同意し、異動先の責任者も本当に渋々了解したのです。

しかし8月中には本人の病状が十分改善せず、本来であれば8月1日復帰が原則のところ、9月中旬になってようやく異動先への復職を果たすことになりました。当初は非常に疲れると言っていたのですが、次第に新しい部署にも慣れ、本人も次第に満足感を感じるようになっていきました。

職場の上司、同僚、人事部長、産業保健スタッフ、産業医の十分な配慮があったことは言うまでもないのですが、それらに対する感謝の言葉は最後までほとんど聞かれませんでした。数か月後には、ほぼ通常の仕事をこなせるようになり、翌年1月には終診となりました。それからこの5年間、まったく再発が見られず仕事も順調にこなしているとのことです。

復職、そして人事異動をめぐって周囲が散々、振り回された例です。この例は、休職中に海外旅行を2回もしており、周囲の陰性感情が高まったことは言うまでもありません。そのなかには、可能な限りの配慮をしてもまったく感謝の言葉すら述べない本人の態度に接した嘱託産業医である私の陰性感情も含まれていたことを告白します。しかし、「現代型うつ病」の彼ら、彼女らへの過度な陰性感情を慎み、辛抱強く気長な対応の重要性をあらためて身をもって体験した事例としてとても印象に残る例でした。

―「希望を処方する」ことの大切さ

新型うつ病や非定型うつ病に限らないことですが、たとえ遷延していてもいずれは治るということを手を変え品を変え折にふれて伝えることによって「希望を処方する」ことも忘れてはならないことだと思っています。

いずれは治るといっても、そう言っているだけではもちろんすまされません。あと数か月、半年、1年程度などといった目安を一人ひとりの治療過程に応じてその都度、示していくことが大切だと思っています。

遷延性うつ病（治療抵抗性うつ病）とは

「うつ病は心の風邪です。ですから休養をしっかりとって薬を飲んでいれば短期間で治ります」「だから気軽に病院に行きましょう」というキャンペーンが張られたことがありました。もう20年以上も前のことでしょうか。当初、私も図らずもその一翼を担ってしまったことがあったと反省しているところです。でもそんな啓発活動に違和感を覚えるのに時間はかかりませんでした。

うつ病と診断して抗うつ薬による治療を開始して、２週間や１か月後にやって来られたときには、笑顔ですっかり良くなりましたという方に出会うことがまれながらも時にはあるのです。もちろんとても嬉しいことなのですが、まず考えることは、うつ病という診断が間違いだったのではないかということです。というのもうつ病という病気はそんななまやさしいものではないからです。もしかしたら、ずっと肩に重くのしかかってストレスになっていたことがたまたま雲散霧消してすっきりしたのかもしれません。つまりストレスに対する適応障害が劇的に改善したのかもしれません。

あるいは、うつ病という診断に間違いはないのですが、受診して自分の性格のせいではなくて治療すれば良くなる病気だと分かってうつ病が一時的に良くなったのかもしれません。抗うつ薬の本当の効果が出る前にいわゆるプラセボ効果が発揮されたのかもしれません。ただこのような場合にはその後１～２か月後に揺り戻しが来ることもまれではありません。「先生、はじめはすっかり良くなったかと思ったのですが、まただんだんと一番悪かったときの感じが甦ってきてしまいました」とつらそうにおっしゃる方もいました。

米国のＮＩＭＨ（国立精神衛生研究所）主導で数千人のうつ病患者が参加しておこなわれた有名なＳＴＡＲ＊Ｄ研究という大規模な臨床試験について少しお話ししていきたいと思います。その研究の最初の結果のひとつは、最初に選んだシタロプラムという抗うつ薬による寛解率は33％であるというものでした。それほど高い数字とはいえません。改善しなかった残りの方々には、その後３か月ごとにさらに種々の薬物療法が試されていったのです。抗うつ薬が変更されたり、抗うつ薬の効果を増強するような薬剤が追加されたりしました。そうした徹底した薬物療法だけではなくさらに認知行動療法が付け加えられた方々もいました。

そのような徹底した薬物療法と精神療法が１年３か月にわたっておこなわれた結果はどうだったのでしょうか。33％のひとは寛解しなかったという結果だったのです。つまり数千人のうつ病のひとに１年３か月にわたって徹底した治療をした結果、約３分の１のひとは治らなかったということになるのです。つまりうつ病というのは、「薬を飲んで寝ていれば治る」ようななまやさしい病気ではないということが示されたのです。

しかし、こうした結果にはもうひとつもっと大事な意味が隠されているのです。この大規模な臨床試験に参加した数千人のうつ病のひとの大多数は、これまでうつ病エピソードを繰り返してきた反復性うつ病の方々で、若いひとや失業しているひとも多く含まれていたのです。つまりこれまで種々の治療に反応しなかった治療抵抗性うつ病といわれたり遷延性うつ病といわれるひとが大半を占めていたのです。逆に言うと、うつ病がなかなか良くならないのでこのような臨床研究への参加を希望したとも言えるのではないでしょうか。

そうした治療抵抗性うつ病であっても１年３か月間にわたって徹底した薬物療法と一部のひとには認知

表5　うつ病が治りにくくなる理由とは

●双極性障害 ………… 治療抵抗性うつ病の約半数は実は双極性障害
●家庭環境の問題 …… 嫁姑問題、離婚問題、家族の「病気への無理解」
●職場環境の問題 …… 過剰労働、上司のパワハラ、「ブラック企業」
●過度の飲酒、アルコール乱用・依存症
●不安症（社交不安症、パニック症など）の併発
●発達障害（注意欠如多動症候群・自閉スペクトラム症）の関与
●パーソナリティの問題（境界性パーソナリティなど）の関与
●不適切な治療
●未治療

行動療法をおこなえば67％のひとは寛解する、つまり治るという希望のデータでもあるのだということなのです。また残りの33％のひともずっと治らないということではなくて、さらに地道に治療を続ければ2～3年後には寛解すること、つまり治ることが期待できるのです。

うつ病が治りにくくなる理由とは（表5）

双極性障害

ここで忘れてはいけない大事なことがあります。それは治療抵抗性うつ病や遷延性うつ病といったなかなか良くならないうつ病の約半数の方は、実はうつ病ではなくて双極性障害なのだという研究結果が多く出されていることなのです。つまり、いくら抗うつ薬を飲み続けても良くならない、それも何種類も抗うつ薬を変えてみても良くならないひとの場合、双極性障害であることを疑ってもう一度診断を検討する必要もあるのです。というのも、治療をうつ病の治療から双極性障害の治療へと大きく舵を切ることがその後の経過を良い方向へと導くこともあるからなのです。

ただ、この点に関してひとつ付け加えたいことがあります。「うつ病だということでいくら治療しても良くならないので、診断を再検討したら双極性障害だと分かりました。それまでの抗うつ薬を中止にして、気分安定薬（双極性障害の治療薬、次の章で詳しくご説明します）に切り替えました。そうしたらすっかり良くなりました」というようなことが書かれている書物を何度か目にしたことがあります。しかし、長年双極性障害の治療に取り組んでいる者に言わせてもらえれば、双極性障害の治療もまたそんなになまやさしいものでもないのです。むしろうつ病の治療よりも難しい場合のほうが多いのです。

家庭環境の問題

うつ病が治りにくい場合には、双極性障害である以外にも、うつ状態の背景に、たとえば嫁姑問題や離婚問題があることは珍しいことではありません。また家族に病気への理解がないなどの家族をめぐる問題がある場合などもあります。うつ病への理解をきちんとされていて患者さんにもきちんとした対応をされている家族ももちろんいるのですが、私の印象ではそうした家族はむしろ少数派です。うつ病に苦しむ患者さんの苦しみが病気によるものだとなかなか理解できない家族も少なくありません。うつ病のつらさを語ったとしても、「気の持ちようだ」と言ってなかなか真に受けません。患者さんが抗うつ薬などを飲んでいるのを苦々しく眺めては、そんな薬に頼らないで自力でなんとかしなさいと言ったりすることもあります。また毎日ごろごろ寝てばかりいるから良くないと無理矢理起こしたり外出に駆り立てたりすることもまれではありません。ごろごろ寝てばかりいるように見えるのは、なまけているわけではなくてうつ病の主要な症状である倦怠感が目立つからなのに、そのように理解はしてくれません。たしかに、うつ病もある程度治療が進んで改善傾向が見られるようになれば寝てばかりいないで適度な運動をすることはうつ病のさらなる改善には良いのです。しかしまだうつ病が少しも良くなっておらず、わりと重い状態なのに、無理に外出や運動を勧めることはむしろ悪化にもつながることです。回復程度から見てどの程度の運動が適度なのかということは、そのひとの病状や運動歴や生活習慣によってかなり差があることも考えなければいけません。

職場環境の問題

さらには、上司のパワハラやいわゆるブラック企業での劣悪な労働環境での勤務を続けているといった職場をめぐる問題もあります。パワハラがなくても、またブラック企業でなくても、仕事の内容がどうしても合わないということもあるかもしれません。

過度の飲酒・アルコール乱用・依存症

また過度の飲酒が日常化してしまっている場合もうつ病は治りにくくなるのです。お酒は憂うつな気分を一時的に軽くしてくれますが、その場しのぎにすぎません。うつ病につきものの不眠に対して、飲酒しようとするひとも多いと思います。アルコールは寝つきを一時的に良くすることもありますが、中途覚醒を増やし、深い睡眠を減らしてしまいます。そうして睡眠の質を確実に悪化させるのです。またアルコール自体がうつ病を悪化させることも知られています。「うつ」のためアルコールを欲し、そのアルコールが「うつ」をさらに悪化させるという悪循環に陥るのです。こうなるとうつ病の治療だけでは事態は好転しません。アルコール依存症の治療もきちんと受けることが必要となってくるのです。

不安症の併発

また社交不安症やパニック症といった不安症が併発していてもそれらの治療がきちんとおこなわれていない場合にもうつ病は治りにくかったり再発しやすくなることがあります。

パニック症であれば、死の恐怖を伴う激しいパニック発作から発症するので、驚いて医療機関に受診をすることが多いのですが、人前でスピーチをしたりひととの会話場面などで過度な不安を感じたりして、そういう場面を避け続けることで普段の生活に支障が生じるようになる社交不安症では、本人も周囲もなかなか病気と気づかず、人見知りで恥ずかしがり屋の小心者だと性格上の問題だと思ってしまうこともあります。そのためなかなか受診につながりません。最近では社交不安症の啓発がずいぶんと進みました。そのため受診される方もいますが、まだまだかなり少数派です。

では社交不安症のひとが受診に至るのはどういうときなのでしょうか。社交不安症に限らず不安症のひとは、その経過中に半数以上の方がうつ病を合併することが知られています。そこで初めて受診に至るわけです。そして治療を受けることになるのですが、ほとんどの場合はうつ病の治療だけを受けることになるのです。

というのも社交不安症は本人や家族に正しく病気と認知されることが少ないだけでなく医師によっても見逃されてしまうこともまれではないからです。米国のある精神科でおこなわれたうつ病のひとを対象にした臨床研究の結果には驚かされました。その研究によれば、通常の診察がおこなわれた６００人のうち社交不安症と診断されたのは２・１％にすぎなかったのですが、きちんとした半構造化面接（診断のために尋ねる質問項目が決められた面接手順）を受けた３００人のうち32・７％ものひとがうつ病に社交不安症が合併していたのです。つまりたとえ専門医の診察を受けても構造化面接によらない通常の診察の場合には、社交不安症のひとの９割以上は見逃されていたのです。

こうして社交不安症の経過中にうつ病を合併したようなひとの多くはうつ病の治療は受けて、たとえうつ病が良くなったとしても社交不安症の治療は受けないままとなるのです。そのことがうつ病の再燃・再発を招きやすくして、ひいてはうつ病の遷延化につながることも少なくないのです。

発達障害の関与

また昨今注目されている注意欠如多動症候群（ＡＤＨＤ）や自閉スペクトラム症といわれる発達障害が根底にある場合にもうつ病が長引きやすいことも分かってきています。

パーソナリティの問題の関与

さらには、境界性パーソナリティや自己愛パーソナリティといった情動面の不安定性が目立つ性格が根底にある場合にもうつ病が治りにくい傾向があることが指摘されてきました。

不適切な治療

うつ病がなかなか治らない場合に、普段あまり議論されることはないのですが、治療そのものに問題があることも否定できません。たとえば、薬物療法にしても抗うつ薬がきちんと使われずに抗不安薬だけで治療されている場合もあります。抗うつ薬が処方されていても十分な量ではなかったりすることもあります。また患者さんがきちんと薬を飲んでいないのに、それが確認されないままただ処方され続けるということもあるかもしれません。また回復期になっても適度な運動や生活スケジュール改善などの生活指導がまったくされないということもあるかと思います。さらには、治療の問題というよりは、医師との相性が悪くて極端な場合には診察のたびに気分を害して帰宅するということもあるかもしれません。

うつ病が治りにくい場合には、ここで見てきたどのような要因が潜んでいて関係しているかを正しく見極めることが求められます。ひとつの要因だけでなくいくつかの要因が関連しているケースもありそうです。そうした要因を見極めたうえで、そうした要因に対する適切な対処ができるのであればうつ病の経過が良好になることが期待されるのです。

〈遷延性うつ病の治療例〉

症例　Fさん　32歳男性

一流製造業メーカー社員Fさんは入社10年目の32歳の6月に、営業職から開発職へと異動せよとの辞令を受けます。Fさんにとってまったく想定外の青天の霹靂の異動でした。その会社でもあまり前例がないとのことでした。異動先は、花形の部署だったのですが、Fさん自身は自分にはまったく適性がないと自覚していて、退職も真剣に考えたほどであったといいます。

異動後、早々に重要なシステムの開発の仕事を与えられてしまいます。ほとんど不眠不休で1週間業務にあたりました。その後微熱が続いたため、内科医を受診したのですが異常なしと言われ、その内科医の紹介で私のもとを受診しました。当初は、部署異動のストレスによる適応障害ではないかと考えました。

しかし、1週間後の受診時には、抑うつ気分、倦怠感に加えて、早朝覚醒、食欲減退、2週間で2kgの体重減少が見られるようになっていました。うつ病の初期と診断して、うつ病の説明を十分にしたうえで抗うつ薬を処方しました。しかし1週間後の受診時には、うつ状態はさらに悪化していました。午前中の倦怠感と抑うつ気分がひどくて起き上がれないほどでした。夕方以降になるとやや復調し、夜にはなんとか友人と食事を一緒にすることができるといいます。このように午前中は最悪の状態であっても夕方ごろは少し気分も身体も楽になるという日内変動が見られるのが内因性うつ病のひとつの特徴なのです。これ以上の出勤は困難と判断して、1か月間休養の診断書を発行することになりました。

Fさんは、九州の実家にしばらく帰ることになりました。そこでは畑作業をしたり、日によっては1日10㎞も自転車に乗り、充実感、高揚感を感じた日もあったといいますが、2日ほどでまたもとのうつ状態に戻ってしまうのです。何もする気になれず、だるくて家でゴロゴロと過ごす日々でした。そのため、さらに1か月間休養期間を延長しました。しかし、その間、離島へ数日間の旅行をしたとのことでした。旅を終えて戻ってみると懇意にしていた会社の後輩が自殺したことを知ることになりました。

そのつらい心情を離島旅行の件とともにブログに綴ったところ、社員がそれを目にし、「仕事を休んでいる間に離島へ旅行に行くなど、どういうことだ！」という非難の声が、瞬く間に社員の間でうずまき、批判の嵐にさらされることとなってしまったのです。あわてて、ブログを削除したものの、あまりの非難の声が続々と彼の耳に届くことになり、さらに激しく意気消沈することになるのです。その離島には大学生の頃からしばしば訪れ、離島の小学校でボランティア活動もしたことがあり、島民との旧交を温め、そしてその時の小学生が成長している姿を見ることに「癒しを求めての旅」であったと、後日私に話してくれたのですが、そのような彼の心情が社員たちには伝わるよしもありませんでした。

その後、うつ病の治療を続けたのですが、うつ病の症状は一進一退でした。発病後1年は経とうとするころになってようやく改善が見られるようになり、本人も復帰に意欲をある程度見せるようになりました。

私は今回Fさんが衝撃を受けることになった部署異動の前にもともといた部署へ戻る再異動が望ましいと考えたのですが、会社側は、「それは考えられない」とのことでした。「今後、会社の将来を背負って立つ有望な人材と見込んで、社内留学という位置づけで彼を抜擢しての異動であり、そう簡単には再異動は許されない」というのが会社側の本音のようでした。その異動を発案した役員の沽券にかかわるということだったのだと思います。

本人も現在の職場への復帰を実に渋々ながら了解し、1年ぶりに復帰することになりました。しかし復帰早々に、深夜までの残業が必要となる仕事を与えられ、間もなくうつ病が再燃し、復職1か月後には再度、休養に入ることを余儀なくされてしまったのです。

なんとか復職したもののその後間もなく休職せざるを得なくなったことによる本人の挫折感や絶望感は想像に難くありませんでした。

Fさんの病状が改善を見せるまでにはさらに半年を要しました。そして再度復職を検討するところまで来たのです。もちろんFさんはもとの営業職への復帰を希望しました。私もそうすべきだと会社側に進言を何度もしました。しかし、すぐにはそれは実現せず、再休職して8か月後にまず総務部付きという形で復帰することになりました。仕事量の軽減が配慮されたこともあり、今度は再燃なく勤務を継続できました。そして待望の営業職への復帰の辞令がおりた頃には発病後2年が経っていました。

その後、現在までの5年間、まったく再発も見られず順調に勤務を続けているとのことです。


Fさんの例は、実際は、他責やわがままが目立つような「現代型うつ病」あるいは「新型うつ病」とよばれるような病態ではなく、中高年のひとが呈するような典型的なうつ病でした。しかし、休職中の離島への旅行が同僚の知るところとなり、人事部をはじめ、社内のいたるところで「新型うつ病」の典型例と見られたことで、批判の的にさらされてしまうことになってしまったのです。

「新型うつ病」という言葉に対する周囲の陰性感情の強さをあらためて感じさせられただけでなく、そうした陰性感情がいかに回復を遅らせる要因にもなりうるかを思い知らされた例でした。

さらには適性にそぐわない部署での業務がいかに彼のこころを蝕み、もっと早く治っていたであろううつ病を2年の長期にわたって長引かせていたことがうかがえる例でした。適材適所での部署での勤務がなかなか実現しなかったことの背景には、当初の人事異動の発案者である役員の意向が強く関与していたことが後日分かりました。会社の人事では、このような事例が往々にしてあるのかもしれません。

未治療

以上では治療を続けていてもなかなか良くならない治療抵抗性うつ病についてお話しをしてきましたが、うつ病が長引く理由としてとても大切なことについて触れてきませんでした。それは長年にわたってメンタル面の不調をかかえながらも治療を受けていないことです。こんな例を最近経験しました。

症例　Gさん　40歳女性　主婦

7年前からふわふわするようなめまいが始まりました。それは最初の出産のすぐ後のことでした。その後、いろいろなことが不安になって仕方がなくなってしまいます。育児のことも不安がいっぱい。年老いた両親のことも不安でたまりません。ご主人は公務員で仕事的にも経済的にも安定しているのに、出産後それまで営業職として勤めていた会社を退職して専業主婦になったことで経済的な面も不安でたまらなくなります。そういう不安に満ちた生活であったもののご主人やご両親の援助などもあり育児も家事もそれなりにこなしていました。

しかし、出産後1年ほどした頃から、そうした不安に加えて気分の落ちこみもだんだんと目立ってくるようになります。夜もよく眠れません。1〜2時間かかってようやく寝付いても夜中に数回も目が覚めてしまい、ほとんど寝た気がしません。めまいが起きると自分なんていないほうが家族にとってもいいのではと真剣に思うようになります。だるくてすぐに横になりたくなってしまいます。食事も食べたくないときもあれば逆に食べすぎてしまうこともしばしばだといいます。

ふわふわするめまいで耳鼻科を2か所ほど受診して治療を受けたのですが、ほとんど良くならないためあきらめていたといいます。そのような状態がかれこれ6年間も続きました。さぞかしつらい日々であったと思います。つい最近になって、たまたま本でめまいの治療を専門とする耳鼻科クリニックが県内にあることを知り、藁をもすがる気持ちで受診したのです。

その耳鼻科クリニックにはメンタル外来が併設されていたのです。その外来を担当しているのが私でした。めまいにはメンタル不調が関与していることを疑った耳鼻科医からの院内紹介で私が診察することになりました。うつ病の症状がすべてといっていいほどそろった典型的なうつ病でした。

当初は、さまざまなことが不安で仕方がない不安症である全般性不安症で発症したようでした。その後うつ病を併発して6年が経っていました。つまり出産後7年間も不安と憂うつにずっとさいなまれてきたのです。まずはその7年間のGさんの苦しみを十分に労ったのです。そして本人にも同伴されたご主人にもうつ病であることを説明しました。そしてふわふわするめまいはうつ病の症状である可能性が高いことも十分に説明しました。

Gさんは、7年間もずっとつらい状態が続いていたのに、それは病気ではなくて自分の性格の弱さだとずっと思ってひたすら歯を食いしばって耐えてきたというのです。しかもそのつらさをご主人にも誰にも話さずにひとりでじっと耐えてきたというのです。治療で治る病気だと説明してもにわかには信じがたい様子でした。ご主人もGさんがこんなつらい思いでずっと過ごしていたことをいまさらながら知り大変驚いた様子でした。

早速抗うつ薬による治療を開始しました。不眠も目立ったため睡眠導入剤も併用しました。そうしたところ2週間後に受診されたときには、初診時の不安に満ちた表情は消えていて、「前向きなことを言うようになって夫も驚いている」「この7年間はずっとつらかったが、あれは一体何だったのかと思っている」というのです。その後、初診から2か月が経った時点では、「家事も普通にできるし、自分のことだけでなく子どものことも考えられるようになった。いろいろなことがしたくなっている」と笑顔で報告してくれるようになったのです。あれほど目立った不眠も睡眠導入剤がなくてもよく眠れるともいいます。

Gさんは全般性不安症を併発していたこともうつ病が長引いたひとつの理由でしたが、なんといっても最大の要因は治療を受けなかったことだといえる例でした。めまいの存在から偶然ともいえる経緯で精神科治療につながることができたのです。

めまいや耳鳴りとうつ病はどんな関係にあるのでしょうか。次に詳しく見ていきたいと思います。

耳鳴り・めまいと関連したうつ病

耳鳴りやめまいは抑うつや不安を伴いやすいことが知られています。耳鳴りを主訴としてクリニックを受診したひとの29～78％に不安や抑うつ症状が見られるとされています。もちろんこれらのひとがすべてうつ病というわけではないのですが、耳鳴りは一般人口のなかでも10％～20％と比較的高率に見られる症状であることを考えると看過できない数字だと思います。

また耳鳴り・めまいと不安・抑うつのどちらが先に生じているのか、どちらが原因なのか判然としない症例も少なくないこともたしかです。ただはっきりしていることは、そのどちらが原因であっても、どちらか一方が他方を悪化するという悪循環が存在することです。つまり耳鳴り・めまいが悪化すれば不安・うつも悪くなります。また不安・うつが悪化すれば耳鳴り・めまいも悪くなるのです。

そうした悪循環がある一方、逆もあるのです。つまり、耳鳴りやめまいを一生懸命治療すればその効果は不安や抑うつをも改善するのです。またうつや不安を一生懸命治療すれば耳鳴りやめまいも改善するという好循環も存在するのです。ですから耳鳴りやめまいで苦しむ人々に対してはメンタル面での手当てもとても大切なのです。

私は、さきほどお話ししましたように耳鳴りやめまいに特化した耳鼻科クリニックに併設されたメンタル外来でもこの数年診療していますが、そこで経験した症例について何例かご紹介したいと思います。

症例　Hさん　26歳女性　家事手伝い

19歳より耳鳴りが出現してその後も持続しています。耳鳴りが始まって6年間は耳鳴りもそれほど大きくなく、なんとか我慢して過ごしていたのですが、次第に我慢しがたくなり、それが負担で不眠がちとなり意欲も落ちてバイトも続かなくなってしまいました。耳鼻科を何か所か受診したのですが、「耳鳴りは治らない、慣れるしかない」と言われてしまいます。その翌年の4月になると耳鳴りが本当に耐えがたくなるほど増悪してしまいました。食欲、意欲も低下します。朝から晩まで耳鳴りのことばかり考えていて、それが気になって仕方がないため、本を読んでも内容が頭にまったく入りません。夜もほとんど眠れず、以前かかった耳鼻科とは別の耳鼻科を受診するのですが、またもや慣れるしかないと言われて漢方薬を処方されたのですが、耳鳴りは一向に改善しませんでした。

7月になり、たまたま書店で見た本で耳鳴り・めまい専門のK耳鼻科クリニックを知り受診しました。あらたに耳鳴りの治療を開始すると同時に併設のメンタル外来を受診することとなります。Hさんは著明なうつ状態で中等度から重度のうつ病でした。うつ病の併発と診断して抗うつ療法を開始することにしました。そうしたところ幸いにも9月にはうつ病は著明に改善し寛解状態となったのです。そして耳鳴りも4月時点の耳鳴りよりはかなり改善したのですが、その前と同レベルの耳鳴りが持続しています。

Hさんは耳鳴りが長年続きうつ状態となりましたが、はじめは適応障害レベルのうつ状態だったのですが、途中で明らかなうつ病といえるまで悪化してしまいます。そして耳鳴りも最悪のレベルにまで増悪してしまいます。耳鳴りとうつが相互を悪化させる悪循環が見られたのです。転院して耳鳴りの治療を新たに開始したことに加えてうつ病の治療に全力をあげたことで、耳鳴りとうつ病の双方の改善を見ることができた例でした。

症例　**Iさん　69歳女性　主婦**

一昨年の7月のことです、20年間大切に飼っていた猫が死んでしまいます。それからというもの、気分が落ちこみ泣くことが増えました。不眠、食欲低下、頭痛もあり、近所の心療内科を受診し通院を続けました。診断の説明は特になく抗不安薬、睡眠薬が処方されたといいます。その前後から耳鳴りが出現するのです。次第に耳鳴りが耐えられなくなるほど増悪したため、耳鼻科を2か所受診したのですが、いずれも「慣れるしかない」と言われて漢方薬を処方されましたが改善はまったく見られなかったといいます。その年の12月になり、耳鳴りに関する本で知ったK耳鼻科を受診し、耳鳴りの治療があらたに開始されることになります。と同時に併設のメンタル外来を受診することになったのです。

不安、抑うつ気分、希死念慮、興味関心の減退、意欲低下、終日臥床、早朝覚醒などの症状が見られ、中等度のうつ病でした。夫にも死にたいとたびたびもらすようになり、もともと元気者であったのに、こんな状態になって友人はみな驚いているといいます。うつ病ならびに「抑うつと耳鳴りの相互関係」に関する十分な心理教育をおこなうとともに抗うつ療法を開始しました。前医の抗不安薬は漸減中止としました。翌年1月には抗うつ薬を増量としました。そうしたところ2月には寛解状態となり、家事も問題なくこなせるようになり、「以前の元気な自分に戻ったようで嬉しい」と笑顔で述べるようになったのです。またあれほど気になっていた耳鳴りもいつのまにか気にならなくなったといいます。その後、約1年間再燃・再発予防のため通院していますが耳鳴りも見られず寛解状態を維持しています。

Iさんは、うつ病に対する積極的な治療をすることで耳鳴りも著明に改善した例でした。その治療経過から耳鳴りは実はうつ病の身体症状のひとつであったことが分かりました。こうした耳鳴りで耳鼻科を受診した例で不安・抑うつを伴う例に対しては、耳鼻科医・精神科医の密接な連携診療が重要であることが示された象徴的な例であったといえると思います。

症例　**Jさん　45歳　歯科助手**

一昨年の9月のことです。勤続6年になるJさんの職場に破天荒な新人が入職してきて、何かとかき乱されることが増えたといいます。そういう日々が続き、次第にぐるぐる周囲がまわるようなめまい、つまり回転性のめまいが出現するようになりました。さらに少しすると今度は回転性ではなくて歩くときにふわふわするような浮動性のめまいが主体となっていきます。

10月になると気分の落ちこみも出現するようになります。浮動性めまいが毎日のように続くためK耳鼻科を受診することになりました。そこでは持続性知覚性姿勢誘発めまい（PPPD）、通称ふわふわめまいが疑われて耳鼻科的な治療が開始されたのです。しかしなかなか改善が見られません。そこで11月になり、併設のメンタル外来を受診することになりました。著明な抑うつ気分、不安、食欲低下、体重減少が見られうつ病（中等症）と診断し、心理教育のうえ、抗うつ療法を開始したのです。そうしたところ12月にはうつ状態に改善が見られるようになり、それだけでなくふわふわめまいもかなり改善してきたのです。その後、翌年の1月には時にふわふわめまいがまた始まって泣きたくなるような気分に襲われる日が数日続くようなことがありました。そして2月にもそのような日が数日あったのですが、憂うつになるのはその日だけとのことで、その後、うつ状態もふわふわめまいも改善して、すっかりもとの元気を取り戻しています。

Ｊさんは、破天荒な新人によってせっかくそれまで順調に勤務していた環境をかき乱されたことを契機にめまいが出現しました。その後に現れたうつ状態は、こうしためまいに続発する反応的なうつ状態（適応障害）のようにも見えるのですが、その後の治療経過から見ると全体をうつ病の発病から寛解までの一連の経過ととらえると理解しやすいように思いました。つまり環境変化によって誘発されたうつ病のもっとも目立った症状がふわふわめまいだったのです。そしてうつ病の治療が成功するといつのまにかふわふわめまいも見られなくなったのです。

双極性うつ病

これまで何度か触れてきた双極性障害は、うつ病だけでなくうつ病が良くなったあとの経過中に、躁状態の時期もあるようなものです。そうした双極性障害のひとつのうつ病の時期のことを双極性うつ病とよぶことがあります。

双極性うつ病と通常のうつ病は横断面的には同じような症状を出すのでその見分けが難しいことが多いのです。ただ治療的にはかなり異なるのでその鑑別はとても重要なのです。こうした点については次の双極性障害の項目で詳しく触れていきたいと思います。

うつ病

5 うつ病のひとに家族や周りのひとはどう接すればいいのか

うつ病のひとにしてはいけないこと、したほうが良いこと
―励ましてはいけないのは本当か?

さきほどはうつ病の治療の原則のところで治療者ならびに周囲のひとの接し方の基本は終始、受容的、支持的、共感的に接することだとお話ししました。

私はこの20年間、全国各地の一般市民の方を対象としたうつ病に関しての講演を何百回となくおこなってきました。そうした講演会にはメンタルヘルスに無関心な人はまずは来られません。患者さん本人やその家族、そして大切なひとが当事者になってしまったひとなどが講演会場を訪れることは想像に難くありません。

そんな人々に語りかけるのです。「患者さんのつらい気持ちの吐露に十分に耳を傾け、寄り添い、そしてそうしたつらい気持ちに共感的に接しましょう」と。このような教科書的なフレーズを口で唱えるのは難しいことではないのですが、それを実行し続けることはどれだけ難しいことかは、そう語りかけている本人、つまり私自身でもよく分かっているのです。

「実際は、うつ病の患者さんのつらさに本当の意味で共感することはできないものです。もし本当に共感できるとしたら、その人自身もうつ病にかかっているのではないでしょうか」、「家族や周りのひとは、自分たちの想像を超えるつらい絶望的な淵に患者本人は立たされているということに、可能な限り思いをめぐらしてほしいのです」と必ず付け加えることにしているのです。

さらに聴衆に尋ねます。「あなたの家族、大切なひとがうつ病になってしまった場合に、してはいけないことはどれでしょうか。以下の3つのうちひとつだけ選んで手を挙げてください」と。

①一緒に病気を乗り越えていこうと励ます
②気分転換にと旅行や遊びに誘う
③一緒に病院に付き添う

もっとも多くのひとが手を挙げるのは全国どこへ行っても①なのです。たしかに、「しっかりしなさい」「元気を出しなさい」と励まされても、元気が出るものではありません。かえって患者本人の自責感や絶望感を強めるだけなので禁忌とされていることは常識となっています。医師国家試験問題でも、「うつ病＝激励」を正しいと回答するようなことを3回するとそれだけで他の出来がどれだけ良くても不合格となってしまう禁忌肢なのです。

しかし、上述の問いの正解は①ではなく、②なのです。②はどうしていけないのでしょうか。うつ病に苦しむひとの気分転換になればと家族が計画した旅行について行ってもかえって疲れてしまい、うつ状態が悪化してしまうことが少なくありません。食欲もわかず何を食べても砂を噛むような思いをしているひとは、旅館の部屋に並べられた豪華な料理を見ても少しも嬉しくありません。食べたいとも思いません。それを家族にとがめられることを懸念するばかりです。不眠で苦しんでいるひとが旅館の同じ部屋で家族と一緒に寝ることでさらに不眠が強まることもあります。どなたかがいびきをかかれるのであればなおさらでしょう。そんな旅行から戻ったらすっかり疲れ切ってしまって、憂うつな気分がさらに強まったということになりかねません。

このように、まだうつ病の病状が重い急性期に行きたくもない旅行に行くことは病状をさらに悪化させることは多くの人が経験することです。ただ、うつ病も大分改善した回復期に近場の日帰り温泉や一泊旅行に行きたいと本人が思うようになった場合には、この限りではありません。それは回復期のリハビリにもなりうることかと思います。

つまり②はだめなのですが、①は、してもいいことなのです。

励まし方にもいろいろあります。

「しっかりしなさい」「元気を出しなさい」と励まされても、元気が出るものではありません。かえって患者さんの自責感や絶望感を強めるだけです。家族や周囲は、うつ病という診断を受けている患者に対して、「うつ病といっても、しょせんは気の持ちようでしょ。前向きな気持ちを持つようにしなさい。しっかりしなさい」と叱咤激励することがしばしばです。本人の苦しみを十分に理解しないで、「自分もつらいときが何度もあったけど、死ぬ気で

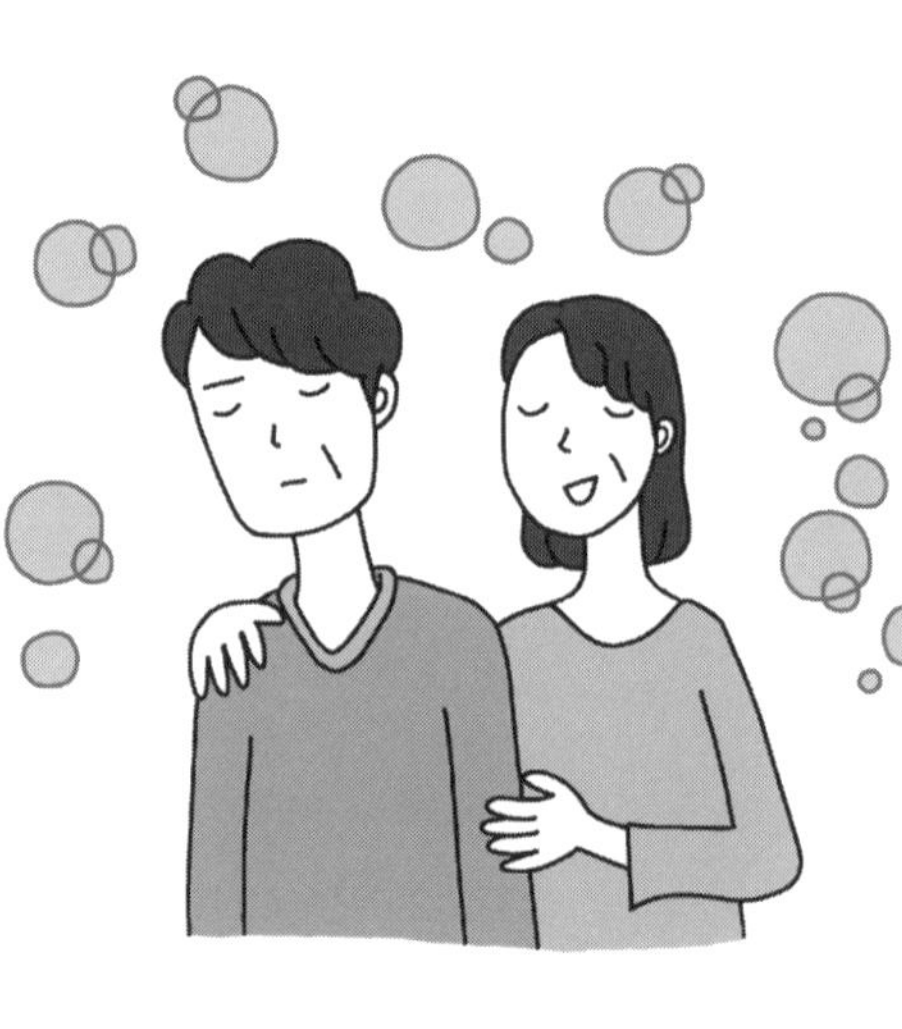

頑張ったら乗り越えられた。だからお前も頑張れば、きっと大丈夫だ。頑張れ。根性を入れろ」などと励まされても、もちろん頑張れるはずもなく、頑張れない自分を責めてしまい、さらに病状が悪化することはよくあることです。

こうした、本人の苦しみに配慮せず根拠のない根性論に根ざした「励まし」がうつ病の患者さんをどれだけ苦しめ、絶望感を一層強めることになるかは、家族や周囲のひとたちの想像を超えています。抑うつ気分の本質は、言葉では「表現のしようのない」ほどのつらい感情であることを周囲が正しく理解することが治療の第一歩ともなることを忘れないでください。

そういう根拠もない根性論からの励ましではなく、自分たちの想像を超えるつらい絶望的な淵に患者さん本人は立たされているということに、可能な限り思いを馳せたうえでの「一緒に病気を乗り越えていこう」というところがポイントなのです。つまり家族や友人が患者さんの病気やそのつらさを可能な限り理解しようとしたうえでの、「治るまで見捨てるようなことは決してしない。病気を治すのに協力するので、一緒に頑張ろう」というような励ましをすることはまったく差支えないのです。それどころか、むしろぜひとも推奨されるべきものだと考えています。

長引くうつ病、家族はどう接したらよいのか

このように家族や周囲の方はぜひ接していただきたいのですが、ご本人がうつ病の療養生活に入った当初は、何とかこのような接し方ができたとしても、うつ病が数か月、さらには半年を超えても回復しない

場合は、家族の方もだんだん疲れてきます。どうしても、その日その日の病状に一喜一憂してしまいがちです。心から本人の病状を心配していれば当然のことかもしれません。しかし、それを数か月間毎日続けることは家族の心も蝕むことにもなりかねません。

うつ病患者の家族が感じるストレスは、ほかの精神疾患や身体疾患患者の家族のストレスよりも大きいという指摘があります。また、うつ病患者の家族の40％以上が治療的介入を必要とするほどの精神状態を呈する、つまり適応障害やうつ病にかかってしまうという報告もあるほどです。特に、うつ病の患者さんは過度に甘えてきたり、攻撃的な態度をとったりするような場合があります、それをうつ病の症状と理解できない場合は、家族のストレスは最高潮に達することは容易に想像できます。

かなり忍耐強い人であっても、看病が長引き半年も超えてくると、当初は優しく接していても、時にはきつい言葉を浴びせて、批判したくなるときが出てくるかもしれません。特に一度良くなり、ほっとして数日経った後、「つらくて仕方がない……」と言われ、また心配になり、数日して良くなったと言っていたかと思うとまた「つらくて消えてなくなりたい……」ということが何度も繰り返されると周囲はうんざりして、「もういい加減にして」と言いたくなってしまうでしょう。このように、批判したくなる気持ちにどう対処するかが大きな課題となることもあります。

たとえば、ご主人がうつ病で半年以上休職しているとします。収入も減ってしまいました。子どもの塾代など出費もかかるので、奥さんは、それまでよりもパートの回数を増やし、一回当たりの時間も延ばしました。毎日くたくたになって帰宅する奥さん。パート先の人間関係でちょっとしたトラブルもあって奥さん自身もめげそうになって帰宅したある日、ご主人がリビングで缶ビール片手に楽しそうに野球のナイター中継を見ていました。その日、職場で嫌なことがあったこともあり、その姿を見て、どうしようもなく頭に血が上りました。

「わたしがこんなに嫌な思いまでしてくたくたになるまで働いているのに、あなたは、本当にいいご身分ね！うつ病っていったって、本当はなまけているんじゃないの！さっさと仕事に戻ったらどうなの！」と激しい口調でご主人をなじったのです。その後、激しい言いあいとなり、翌日からご主人の具合は、すっかり悪くなってしまい、奥さんもその晩眠れず翌日仕事を休んでしまいました。

こんなことにならないようにするには、どんなことを心がけたらよいのでしょうか。

ここで、うつ病になったひとへの看病というか寄り添い方のポイントを何点かご紹介しましょう。

—患者から離れる時間と空間を確保すること

非常に病状が重い場合など特別な場合を除き、ずっと患者さんに付き添っている必要はありません。むしろずっと寄り添いすぎて病状に一喜一憂することで共倒れになってしまうことに注意しなければなりません。一喜一憂しないようにと頭ではわかっているつもりでも、そのひとのことを本気で心配していれば、一喜一憂するのは当然のことです。しかし、その程度が行きすぎたものになると、寄り添っている方もうつ病を発症してしまう危険性が高まることになってしまいます。

病気に苦しむ本人を置いて、どこか遊びに行くことにはためらいやうしろめたさを感じるものです。しかし時には、仲の良い友人と一泊程度の旅行などをしてリフレッシュすることも大事なのです。うつ病の患者さんに寄り添う家族がそうしたことでリフレッシュして、さらなる寄り添いへの気持ちを新たにすることが、病気に苦しむひとにとってプラスになることなのです。

―病気を理解しつつも過度に配慮しすぎない、過保護にしない

うつ病も長引くと、時にはわがままなことを言ったり、甘えたり、攻撃的になったりすることがあります。そうしたことがあっても、周囲は本人の言いなりになって行動したり我慢ばかりしているのも問題があります。もちろん、患者さんのつらさに可能な限り共感して、そして寄り添う姿勢がなによりも大事なことは忘れないでください。しかし、もしわがままな言動が目に余るという場合には、そのことをきちんと伝えて、そうした言動を慎んでもらうことを考えましょう。

―仕事や趣味を捨てない

家族がうつ病になったので仕事やパート勤めを辞めて看病に専念する……。一見、家族思いですばらしい姿勢だと思われる方もいるかもしれません。しかし、それは、避けた方が良いでしょう。仕事を辞めても家族のうつ病が良くなるわけではありません。一度仕事を辞めてしまうと再就職が厳しい場合も少なくありません。仕事やパートを辞めてしまうことであなたの生活リズムが崩れ、心の健康にも悪い影響が出ることもあります。

家族がうつ病で苦しんでいるのに、自分が趣味を楽しんでいる場合ではないと思われるかもしれません。でも、可能な限り趣味は続けてください。看病は長丁場になることもしばしばです。趣味で適切に気分転換することが、今後患者さんに寄り添っていくエネルギー源にもなるのです。

―どうしても我慢できないというときには

しかし、今日という今日はどうにも我慢できない。どうしても文句を言いたいというときもあるかもし

れません。そのときは、それが家族のうつ病を確実に悪化させることを覚悟したうえですることです。しかしそんな事態は絶対に避けるべきです。そんなことになる前に、その気持ちをこころを許せるお友達にでもぶつけてみてはどうでしょうか。

長引くうつ病…患者さん本人の心構えは？

うつ病にかかってしまった苦しみは、想像を絶するもので周囲のひとにはなかなか分かってもらえるものではないと思います。また周囲のひとは、うつ病という言葉は聞いたことがあっても、本当はどんな病気であるのかわかっていないことも少なくないのが現状だと思います。

治療を受けている方であれば、一度はご家族と一緒に受診してください。そして主治医からご家族にうつ病の説明をきちんとしてもらうことがとても重要です。まだ治療を受けていない方は、可能な限り早く治療を受けることを考えてください。

うつ病でさまざまな苦しみが生じるひとつの理由は、治る病気だとは自分自身ではどうしても思えないことではないかと思います。「今の不調は病気によるものではなく、自分の性格の弱さのせいでこのようになっているだけで、自分はだめな人間で治療なんて受けたって治るものではない」と固く思いこんでしまっているひともいることでしょう。そうやって自分を責める気持ちがさらに病気を悪化させることにもなります。何か月も憂うつな気分が続くと変な意味で慣れてしまって、そんな気分でいるのが本来の自分ではないかと思ってしまうこともあります。そもそも本来の自分がどんな精神状態で暮らしていたのかという記憶が曖昧になってしまうこともあるでしょう。ますます、治る病気だとは思えなくなってしまいます。しかし、うつ病は必ず回復する病気です。

その回復の仕方はひとそれぞれですが、ある傾向があります。まず、イライラ感や不安感が軽くなり、そして憂うつ感が少しずつ軽くなります。その次にそれまで手につかなかった読書や家事、仕事などが徐々にできるようになってきます。また根気も少しずつ続くようになります。さらに、いろいろな物事に対して失ってしまっていた興味が少しずつ回復してきます。最後に日々の生活のなかでも喜びや生きがいといったものを取り戻すことができるのです。

三寒四温という言葉をご存知でしょうか。冬もそろそろ終わるという頃に、寒い日が3日ぐらい続くと、そのあと比較的温暖な日が4日ぐらい続き、寒暖が繰り返されますが、やがて春が訪れてきます。そんな自然現象は、うつ病の回復過程とそっくりなのです。

うつ病の病状は一進一退の経過をとりながらも徐々に回復していくことが少なくありません。かなり楽な気分になることが数日も続くと、もうこれで治ったのだと思うこともありますが、その翌日から特にきっかけもなしに突如としてまたいつもの何ともいえない嫌な気分に逆戻りしてしまうこともあります。そのたびに絶望感が強まることもあるでしょう。

しかし、決して諦めないでください。すべてを投げ出したいと思ったり、早く楽になりたい、消えてなくなりたいと思うことも一度や二度ではないかもしれません。しかし、地道に治療を続けていけば、あのときにすべてを投げ出し命を絶たなくて本当によかったと心から思えるときが必ず来るはずです。そのことだけは決して忘れないでください。

また、うつ病になって損をしたとだけ思わないでください。うつ病と闘い、苦しんだ体験は決して損にはなりません。あなたがうつ病で苦しんだことで、あなたを心から心配するひとたちとの絆がより強くなることだってあるのです。うつ病を患ったことでかえって人格が磨かれていくような方を何人も見たことがあります。そういう方に出会うたびに、うつ病は「人格練磨道場」だという思いを強くしています。

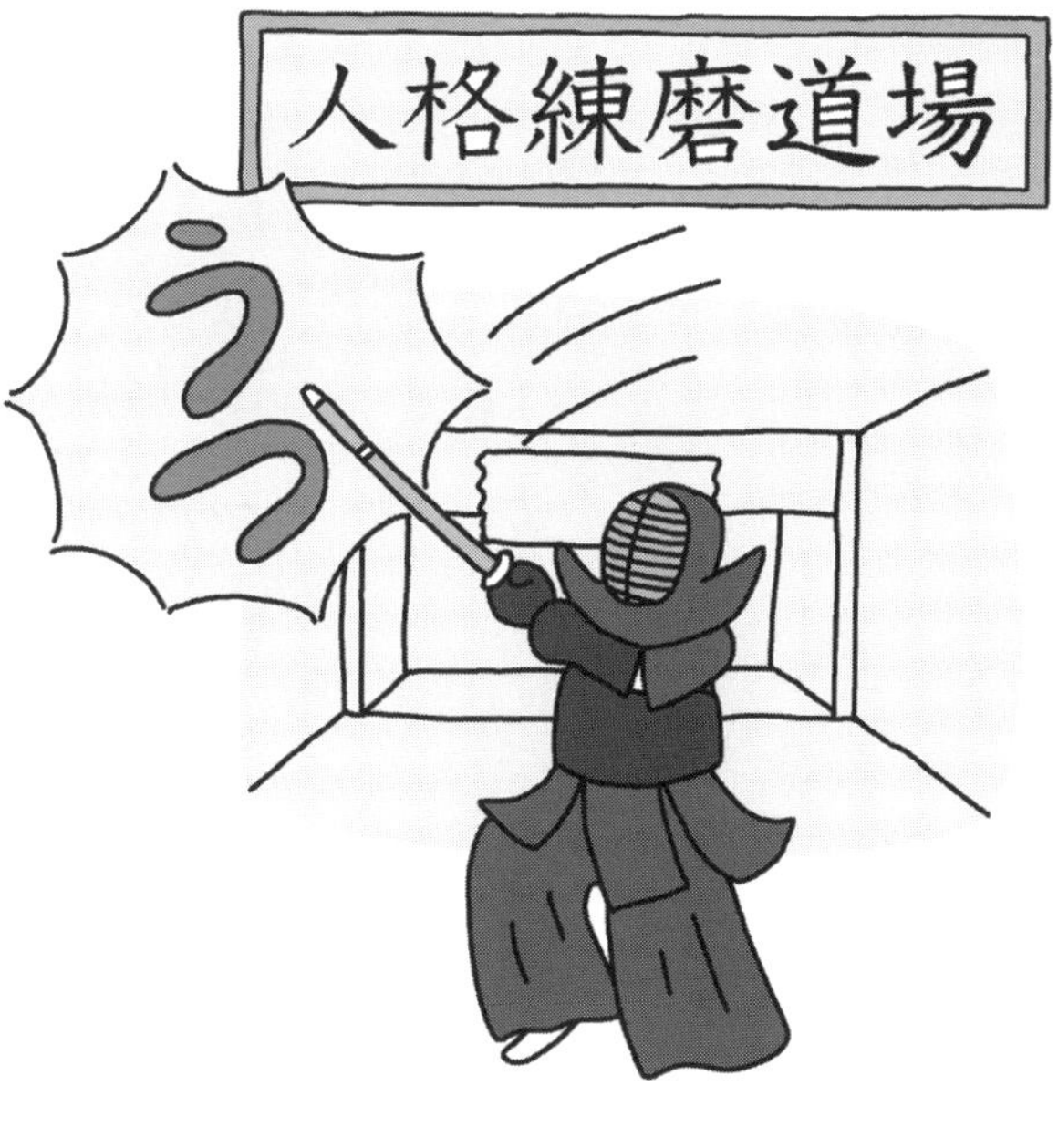

1

かつては「顧みられなかった」双極性障害
―なかなか治らないうつ病の半数近くが実は双極性障害

米国では2000年までは双極性障害は「顧みられてこなかった疾患」ともいわれていたのですが、その後急速に関心が高まることとなりました。日本ではそれに遅れること7、8年してからにわかに注目されるようになりました。

双極性障害とは

双極性障害は、従来、躁うつ病とよばれていたもので、気分が落ちこむ「うつ状態」と気分が高揚する「躁状態」が交互に起こる病気です。双極性障害は軽い躁状態に気づかれずうつ状態だけと思われてしまうとうつ病と誤診されることが多く、そのことが治療上の大きな問題ともなっています。さきほどお話ししましたようになかなか治らないうつ病の半数近くは、実はうつ病ではなくて双極性障害であったことがいくつかの研究で明らかにされています。

この病気は、うつ状態だけをみる限り、うつ病と区別がつきませんが、治療にあたって鑑別は重要です。

双極性障害は、躁状態とうつ状態という２種類のエピソードを繰り返す**脳の病気**です。

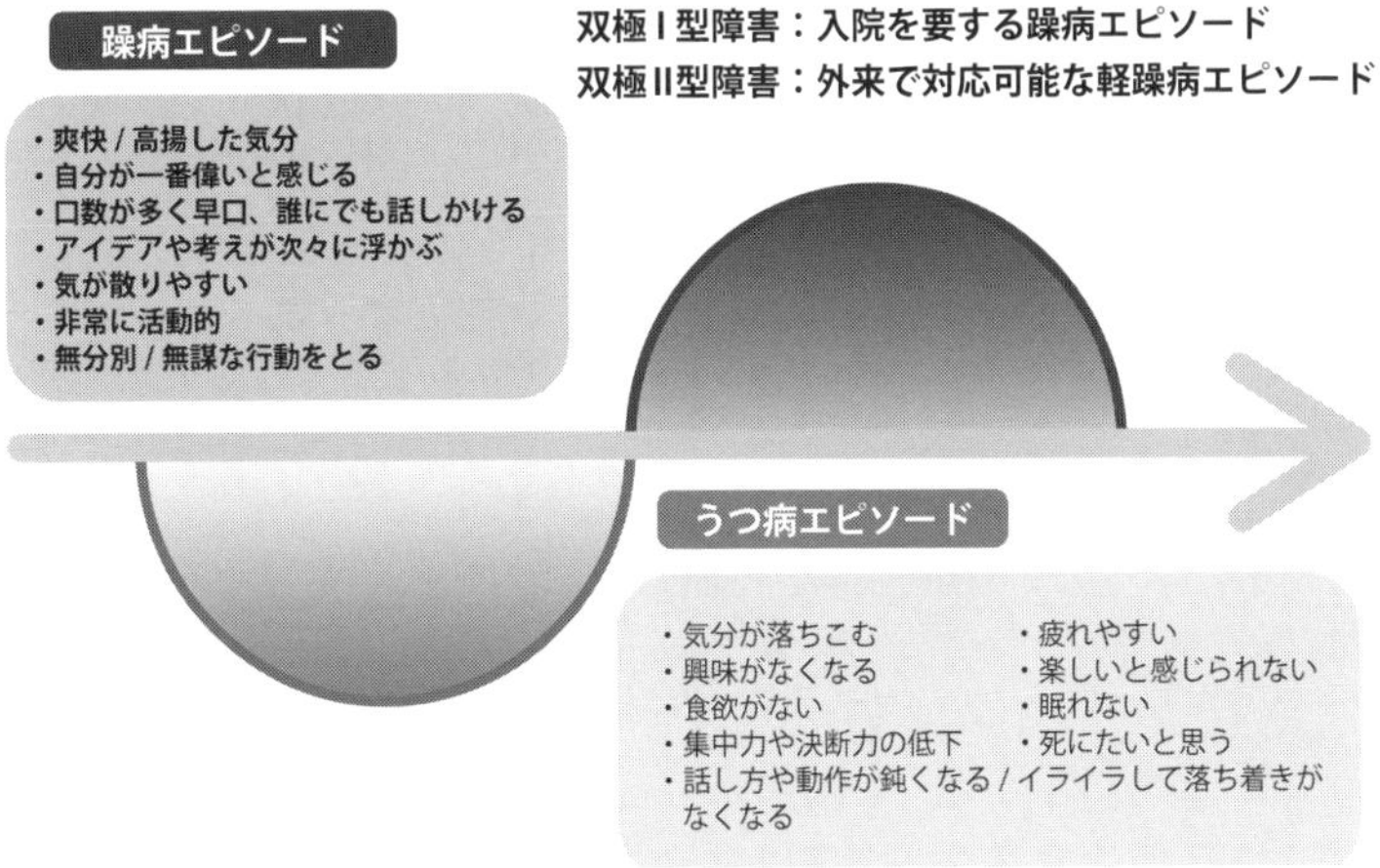
躁病エピソード
双極Ⅰ型障害：入院を要する躁病エピソード
双極Ⅱ型障害：外来で対応可能な軽躁病エピソード
・爽快 / 高揚した気分
・自分が一番偉いと感じる
・口数が多く早口、誰にでも話しかける
・アイデアや考えが次々に浮かぶ
・気が散りやすい
・非常に活動的
・無分別 / 無謀な行動をとる
うつ病エピソード
・気分が落ちこむ
・疲れやすい
・興味がなくなる
・楽しいと感じられない
・食欲がない
・眠れない
・集中力や決断力の低下
・死にたいと思う
・話し方や動作が鈍くなる / イライラして落ち着きがなくなる

図５　双極性障害（躁うつ病）とは

DSM-5 より改変

というのもうつ病と双極性障害のうつ状態（双極性うつ病）とでは、治療法が大きく異なるからです。

双極性障害の有病率は各報告で多少のばらつきはあるのですが、12か月有病率（ある1年間での双極性障害のひとの割合）は0・2%～2・6%、生涯有病率（一生のうち少なくとも1回は双極性障害になるひとの割合）は0・6%～3・9%と報告されています。双極性障害の平均発症年齢は17～29歳とされていてうつ病よりもいくらか若いことが知られています。女性が男性の2倍発症しやすいうつ病とは異なり、双極性障害では有病率の男女差はあまり見られません。

なお不安障害が不安症とよばれるようになったのと同様に双極性障害も今後は双極症とよばれるようになります。

双極性障害に見られる症状（図5）

うつ状態と躁状態では以下のとおり症状が異なりま

す。うつ状態から躁状態へ、あるいは躁状態からうつ状態へ変わるときなどには、それぞれの症状が混ざった混合状態が起こる場合もあります。「気分は憂うつなのに行動が多く活動的になる」、といったような状態です。

■うつ状態の症状

○1日中気分が憂うつで、さびしい、悲しい、あるいは空虚な気持ちがある
○何事にも興味がもてない、楽しめない
○食欲が低下(または増加)したり、体重が減少(または増加)する
○夜眠れず、早朝暗いうちから目が覚めて眠れない。あるいは眠りすぎる
○話し方や動作が鈍くなる、あるいは落ち着かず、じっとしていられない
○疲れやすい
○自分には生きる価値がないと思い、自分を責める
○何かに集中したり、決断を下すことが難しい
○自殺を考える

■躁状態の症状

○気分の著しい高揚、興奮。怒りっぽい
○自分が偉くなったように感じる
○口数が多く、しゃべりやまない

○いろいろな考えが頭の中にあふれてくる
○すぐに気が散る
○普段よりも活動的になる。じっとしていられない
○あまり眠らなくても平気で疲れを知らない、数時間寝れば十分で日中も活動的
○買い物が増えて、借金してまでの買いあさりや性的無分別などの問題行動を起こす

双極性障害の二つの型：双極Ⅰ型と双極Ⅱ型

今、挙げた双極性障害のうつ状態の症状をもう一度ご覧ください。これらはうつ病の症状とほとんど同じでこうした症状だけからはうつ病と見分けることはできません。

鑑別には過去に躁状態の時期があったかを確認する必要があります。双極性障害は、**図5**のように躁状態の程度により「双極Ⅰ型障害」と「双極Ⅱ型障害」に分かれます。入院が必要なほどの激しい躁状態が一度でもあれば、双極Ⅰ型障害です。入院するほどでなく、外来治療で対応可能な程度の「軽躁状態」であれば、双極Ⅱ型障害です。

双極Ⅱ型障害とは

双極Ⅰ型障害と双極Ⅱ型障害のどちらがより重症の疾患かと尋ねられればほとんどすべてのひとが双極Ⅰ型障害と答えると思います。これは精神科医であっても同様の回答になるのです。

しかし、それは、病気の数か月から1年程度のいわば横断面からのみの判断ということに注意が必要です。双極Ⅱ型障害は、不安症やアルコール依存や薬物依存などを合併することが多く、うつ病エピソードを繰り返す回数がより多く、また経過も長期間続く慢性経過をとりやすいことなどの特徴があります。さらに自殺率はうつ病や双極Ⅰ型障害よりも高いとする報告もあります。そうした点をすべて考え合わせると年余に及ぶ長期的な視点に立った縦断面的観点からは実は双極Ⅱ型障害のほうが双極Ⅰ型よりも重い病態といっても過言ではないのです。

見逃される双極Ⅱ型障害

しかしより重い病態であるはずの双極Ⅱ型障害は見逃されやすいことも繰り返し指摘されてきました。双極性障害の37％はうつ病と誤診されているとする報告や双極性障害の48％は、正しい診断に出会うまで3人の専門医を受診し、34％は、正しい診断・治療に出会うまで発病から10年以上を要するとの調査結果も報告されているほどです。

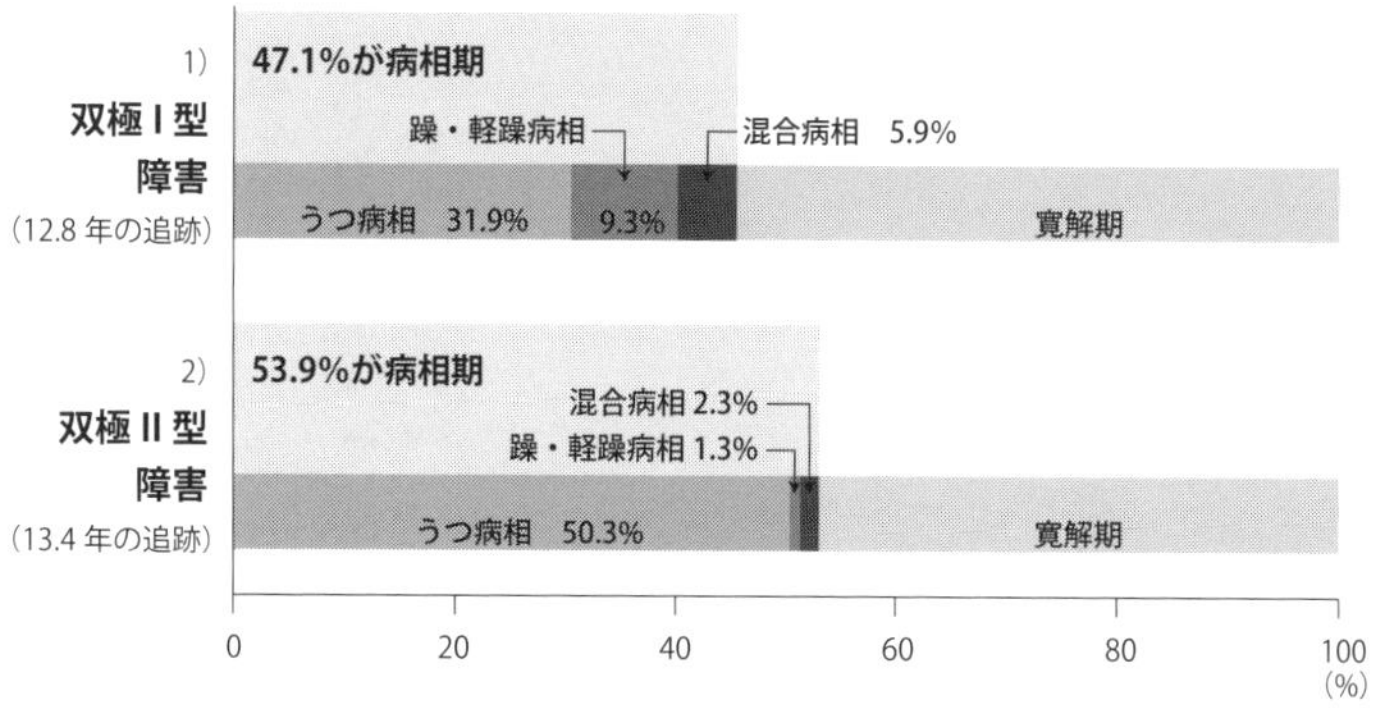

図6　双極性障害の各病相期の占める比率

1) Judd LL. Arch Gen Psychiatry 59, 6 p530-7, 2002　2) Judd LL. Arch Gen Psychiatry 60, 3 p261-9, 2003

それではなぜ双極Ⅱ型障害は見逃されやすいのでしょうか。軽躁状態は、本人にしてみれば調子の良い状態であり、「これが自分の本来の状態だ」ととらえがちで、自覚がないことが多いのです。周囲の方も「最近アクティブになったな」「少しテンションが高いかな」「もともと気分のむらのあるひとだから」「厳しい状況だから、それくらいの元気が必要だ」といった程度に受け取りがちです。たとえ「やけに元気だな」と、その変化に気がついても、まさか双極性障害だとは思わず受診を勧めることはまずありません。

ですから双極Ⅱ型障害のひとが軽躁状態を苦にして受診することはきわめてまれなことなのです。私もこの40年間でそのようなひとに2人ほどしか出会ったことがありません。双極Ⅱ型障害のひとが受診を考えるのはほぼうつ状態のときなのです。

そうしてうつ状態で苦しむ方が受診しても、過去の軽躁状態については自覚もないためか医師にはそのことを自ら話すことはしません。医師の方も目の前の患者が非常に落ちこんだ状態であればあるほど、過去の躁状態について尋ねることがあまりありませんでした。しかしこの10年ほどで医師の方でも双極性障害への関心が高まってきたこともあり、躁状態や軽い躁状態の既往をきちんと尋ねることはもはや精神科医であれば常識となってきています。ただ医師が過去の軽躁状態について尋ねても、本人に自覚がないので否定してしまうことも少なくないのです。正しい診断のためにも、受診の前に周囲の方、とりわけ日々接する家族の方と過去の状態について振り返ってみることが必要となるのです。

図6をご覧ください。双極性障害、特に双極Ⅱ型障害では、罹病期間（病気である期間）の大半はうつ状態で、軽躁状態の時期はほんのわずかしかないことが分かりますね。このため軽躁状態が見逃されることにもなるわけです。

2

双極性障害

双極性障害を見逃さないためには

双極性障害を正しく見抜く診断の手がかりとは

双極性障害のうち特に双極Ⅱ型障害は見逃されやすいのですが、場合によっては家族も軽躁状態を病気と思わないため、本人の受診に同行した場合に医師に軽躁状態の症状についていろいろ尋ねられても、「もともとそういうひとなのです。今回はどうしたわけかやたら落ちこんで別人のようになってしまったので一緒についてきました」と過去の軽躁状態を否定してしまう場合を経験したことがあります。

そうしますと、双極性障害の診断に必須となる躁状態や軽躁状態の存在以外の診断の手がかりがほしいところです。

米国の有名な精神科医のStahlは、その豊富な臨床経験から以下のような点が見られる場合にはうつ病よりも双極性障害の可能性が高いと指摘しています。

まず現在の症状に関しては、過眠や過食のような症状が目立つ場合や気分変動が目立つ場合は双極性障害を疑うこと。

そして過去に関しては、うつ病エピソードの再発回数が多いこと、うつ病の罹病期間が長いこと、症状が急速に悪化したり急速に改善するというように病状が短期間で変化することがあるのも双極性障害の特徴だとしています。さらには発症年齢が若いことや繰り返し離婚したり転職したりするなど、その人生航路の起伏が目立つことなどもうつ病よりも双極性うつ病に生じやすいと指摘しています。

さらに何種類もの抗うつ薬を処方しても効果が見られないことや、逆に抗うつ薬で急速に改善したり、抗うつ薬によって不眠が悪化したり、イライラや攻撃性や焦燥感、不安感などといった症状（これを抗うつ薬によるアクチベーション症状（賦活症状）とよぶことがあります）が生じるような場合は双極性障害を疑うようにと言っています。これらの指標はとても診断に有用であると実感しています。

さらにわが国の臨床研究では、抗うつ薬によって躁転（うつ状態から躁状態に転じてしまうこと）したことがある、発症年齢が25歳以下、うつ状態に躁の症状がいくつか混ざったような混合状態が見られること、1年間に2回以上うつ病エピソードがあったこと、自殺を企図したことがあるなどの要因が多ければ多いほどうつ病ではなくて双極性障害である可能性が高いという結果が報告されています。

症例　Kさん　23歳女性　フリーター

Kさんは専門学校を卒業した後、ときおり日払いのバイトをしているいわゆるフリーターの方です。高校生の頃から気分の浮き沈みが見られるようになりました。高校生から専門学校生にかけての数年間で3か所のメンタルクリニックに通院したのですが、うつ病と言われたりADHD（注意欠如・多動症）だと言われたり、いろいろであったといいます。3か所とも少量の抗うつ薬が処方されるなどしていたのですが改善が見られず、いずれも2～3か月で行かなくなってしまいました。今回は知人の勧めで数年ぶりに受診を思い立ち私のところへやって来られました。

私のクリニックのネット予約時のメモには「気分の落ちこんだときと元気なときの差があり、時期によって不眠や過眠になる」と書かれていました。詳しくお話しを伺うと高校生の頃からテンションが高い状態が2週間ぐらい続き、そのときは快活、行動的で毎日のように友達と出かけては楽しい時間を過ごしていました。そのように調子が高いときには浪費傾向も目立っていて、欲しいと思っていた服をためらわずに買ったり、ゲームの課金をしたりで2週間で3〜4万円ほど使ってしまうのです。

そうした時期のあとには自然に気分が落ちてしまい、憂うつで何もする気がなくなるような状態が数か月間続くのですが、その後また自然に気分が持ち上がるというようなことをずっと繰り返してきたといいます。また気分が落ちこんでいるのに家事などは普段以上にテキパキとできるなど活動的だというように躁とうつが混ざったような混合状態も時に見られるとのことでした。

以前のクリニックに通院していたときには、調子が高いときのことについては医師から聞かれたことはなく、自分からそのことを話すこともなかったのです。そもそもそういう調子の高い時期には通院せず、気分が落ちたときだけ受診していたとのことでした。

また小学生の頃から遅刻したり、忘れ物が多かったり、不注意でミスが多くよく物を失くしたり、落ち着きもないことが目立っていたのですが、高校生以降、徐々にそうした状態は改善してきているとのことでした。

双極性障害（双極II型障害）とＡＤＨＤの併発した例であると診断しました。そのことを十分に説明し治療を開始することになりました。ＡＤＨＤはたしかに改善傾向にあり、まずは双極性障害の治療を優先させることとし、非定型抗精神病薬単剤による治療を始めたところ数か月間で気分の安定が見られるようになってきています。

Kさんと同様に、これまでずっと双極性障害が見逃されていて、初めて双極性障害と診断されるひとがたくさんいらっしゃいます。しかしKさんのように始めから気分の上がり下がりが問題だということを主訴として受診されるひとばかりではありません。こんな方を最近診ました。

症例　Lさん　30歳女性　外資系IT企業勤務

Lさんは外資系のIT企業に勤める30歳の女性です。ネット予約時のメモには「仕事中に涙が急に出て止まらなくなる。やる気や集中力、記憶力が低下していて元気になれない。（現在通院中のところでは）うつなのかはっきりとした診断がつかない」と書かれていました。

数年前からメンタル不調であったといいます。昨年の6月に勤務先の会社でも激務で有名な部署に抜擢されて異動になったのですが、激務に加えて人間関係も良くなかったとのことでした。

そのころから、気分が沈むようになり、予約時のメモに書かれているような状態が日に日に悪化していったといいます。そのため近所のメンタルクリニックに通いはじめ、抗うつ薬が処方されたのですが、1回服用したところで合わないと思い、止めてしまいます。その後は漢方薬が処方されていました。また担当医との相性が良くないと感じていたこともあり、知人に勧められて私のもとを受診することになったと話してくださいました。

うつ病を疑い、うつ病の多彩な症状について詳しく問診をするといずれもあるというのです。抗うつ薬に抵抗が強そうなLさんに抗うつ薬処方について納得していただくためにはどのように説明したらよいか、と私の頭のなかでは思いめぐらすところまで来ていました。最後に念のため、「ひょっとして、これまで睡眠時間が短くても平気で、バリバリ仕事をしたりして好調だった時期とかはありませんか」とお尋ねしてみました。そうすると「昨年9月ごろ自分でも驚くほど元気になったことがある。深夜2時ごろまで資格試験の猛勉強をしても疲れを感じなかった。自信ももりもりわいていた。それが1か月ほど続いた」というのです。しかしそのあといきなりがくんと最悪の気分の状態になってしまって、その最悪の状態から少し良くなってきたので今日は受診できたというのです。さらに聞くと、こうした気分変動は程度が軽かったものの数年前からときおり見られていたとのことでした。

双極性障害について詳しい説明をして非定型抗精神病薬による治療を開始して数か月経ちますが、気分の落ちこみも改善してきているところです。

このように双極性障害が見逃されてしまい単にうつ病とかうつ状態と言われて、適切な治療を受けられていない例にしばしば出会うのが現状なのです。うつ病と双極性障害の治療は大きく異なるので憂慮されるところです。

双極性障害を見逃さず過剰診断もしないことの大切さ

双極性障害が見逃されて治療を受けなかったり、治療を受けてもうつ病としての治療を受けてしまうことの問題性は大きいのですが、双極性障害が過剰診断されてしまうこともまた問題なのです。どんな病気でも注目されると過剰診断が生じやすくなります。その筆頭は今日の精神科診療では発達障害ではないかと思うのですが、その次は双極性障害かもしれないのです。本当はうつ病であっても少し落ち着きがないとかおしゃべりだということで双極性障害と過剰診断されてしまうこともあります。

双極性障害の過剰診断は何がいけないのでしょうか。双極性障害に対してはうつ病よりも治療薬が多くなる傾向があります。あとでお話しするような気分安定薬とよばれる薬や非定型抗精神病薬が少なくとも1種類、場合によっては2種類、3種類と加えられることもあります。双極性障害の過剰診断は過剰処方を招くことになりかねません。

本当はうつ病なのに双極性障害と過剰診断されてしまうと躁状態の再発を予防することを目的として気分安定薬が追加されることが多いのですが、その目的通り躁状態の再発は起こりません。双極性障害ではなくうつ病なのですから、当たり前のことなのです。しかし医師のほうは予防効果が出ていると思ってしまって、うつ病には本当は不必要な気分安定薬や非定型抗精神病薬をいつまでも止められなくなってしまいます。双極性障害では、たとえうつ状態であっても抗うつ薬が経過を不安定にする可能性があることから、双極性障害と診断された場合には、原則として抗うつ薬の処方はあまり推奨されません。しかし本当は双極性障害ではなくてうつ病であってきちんとした抗うつ薬による十分な治療が必要なのに、「あなたは双極性障害だから抗うつ薬は中止します」となってしまうことにもなりかねません。

症例　Mさん　39歳女性　金融系企業会社員

Mさんは33歳時、金融関係の会社に勤務していましたが、残業が増え帰宅が遅くなる日が数か月続いた頃から、気分の落ちこみ、不眠やめまいが出現します。休日は終日臥床がちに過ごすようになり、そのことを心配した両親に勧められて、近所のメンタルクリニックを受診しました。軽いうつ病と診断されて、治療が開始されましたがなかなか改善しないため数か月で通院を中断してしまいました。

しかしその後、うつ状態はさらに悪化していったこともあり、別のメンタルクリニックに通うことになりました。そこでは抗うつ薬による治療でかなり良くなった時期もあるのですが、数か月するとうつ状態が再燃してしまうということを繰り返していたようです。

その後転居したこともあり、今度はある総合病院の精神科に通院を始めました。その総合病院では、近年注目されている光トポグラフィー検査(頭部に近赤外線光を当て、課題をおこなってもらい脳の血流状態を測定する検査)が施行され、主にその結果から双極II型障害と診断され、それまで処方されていた抗うつ薬は中止となり双極性障害の薬物療法が開始されたのです。

その後通院を続けるのですが、テンションが高くなる好調の時期などそれまでにまったくなかったことから、本人だけでなく母親も双極性障害との診断には疑問を感じていました。担当医にその点を何度か尋ねたのですが、その都度診断に間違いはないとの返答だったといいます。

半年ほどそんな通院を続けたところで双極性障害の薬の種類も量もだんだん増えるのにうつ状態の改善は見られず診断にも納得がいかないということで私のクリニックを受診することになりました。

明らかなうつ状態でしたし、これまでの経過で明瞭な躁病エピソードや軽躁病エピソードも一切認められないことからうつ病を否定して双極性障害と診断することには抵抗を感じました。総合病院を受診した頃は、比較的体調も良く、新たな趣味にもトライしたいという意欲も出て、荒れ放題であった自室の掃除や整理に取り組み始めたということも参考にした診断であったとは思います。しかしそれらを軽躁病エピソードととらえ、光トポグラフィー検査の結果を重視し、双極性障害とするのは過剰診断ではないかと思いました。

あらためて反復性うつ病との診断のもと積極的な抗うつ療法を行って数年経ちますが、軽躁病エピソードは一切見られていません。年に1～2回、1～2か月間程度のうつ状態が再燃してしまうことがありますが、それほど重くならずに仕事にも大きな支障がなく過ごされています。

光トポグラフィーによる気分障害の診断は大変有用なものなのですがあくまでも補助的診断ツールと考えるべきです。うつ病や双極性障害の診断には、病前性格、発病状況、症状やこれまでの経過、さらには生活歴などを総合した詳細な問診による診断がより重要なことは言うまでもありません。

余談ですが、最近は脳波検査で発達障害と診断されたがそこでは治療はしないというので、私のクリニックで治療をお願いしたいと言って受診されるひとをときおり見かけるようになりました。そういうひとを詳しく診察しても発達障害は否定されることがしばしばあります。

そもそも脳波では発達障害は診断できないのです。これなども補助診断としてのツールの誤用による過剰診断ではないかと思うのです。

私は、このように双極性障害の診断に関しては「見逃しもしない、そして過剰診断もしない」というバランス感覚がなによりも大切だと思っています。日頃の診察場面では絶えず「双極性障害を見逃していないか、過剰診断していないか」と自問自答を繰り返す日々です。

3

双極性障害

双極性障害の治療
——治療の要は気分の上がり下がりを安定させること

治療の目標

うつ病の治療では、落ちこんだ気分を正常な状態にまで回復させるのが目標になりますが、双極性障害の治療目標は、気分の上がり下がりを安定させることにあります。

双極性障害もうつ病も、ともにうつ状態となる病気であるため、「治療法も同じで問題ないのでは」と思われるかもしれません。しかし、双極性障害をうつ病として抗うつ薬で治療しているとなかなか改善しないだけではなく、むしろ症状が悪化してしまうこともあるのです。

また、治療目標として再発の予防も重要です。双極性障害は再発性の高い病気で、うつ状態や躁状態が一度だけで済むことは、まずありません。治療を受けていても5年以内には80％程度のひとが再発するとされています。まして治療を受けず放置されてしまうと、たとえ症状自体がある程度は自然回復する時期があっても、その間に起こった社会的損失の回復は困難です。躁状態を通じて生じた多額の負債、人間関係のトラブル、その結果としての離婚や失職といった問題は、医療では解決できません。

ただ、再発は治療により予防できます。病気と向き合い、きちんと治療を受ければ、本来の社会生活を送ることは十分に可能なのです。

治療の基本は薬物療法

双極性障害の治療の基本は薬物療法です。うつ状態と躁状態の波を薬でコントロールしていきます。治療薬は、気分安定薬をメインに、抗精神病薬、抗うつ薬を以下のように状態に応じて使い分けます。

気分安定薬というといわゆる精神安定剤かと思われる方が多いと思いますが、まったく異なるものなのです。安定剤と一般的にいわれるものには強力精神安定剤と穏和精神安定剤とがあります。前者は抗精神病薬であり、後者はベンゾジアゼピン系の抗不安薬なのです。

気分安定薬には、炭酸リチウム(商品名リーマス)、ラモトリギン(ラミクタール)、バルプロ酸(デパケン)、カルバマゼピン(テグレトール)などがありますが、炭酸リチウムが長年の歴史を持つ気分安定薬のゴールドスタンダードとされています。

本来、気分安定薬とは躁状態にもうつ状態にも有効であり、さらには躁とうつの両方の予防効果も持つものとされているのですが、ゴールドスタンダードといわれる炭酸リチウムにしても躁うつの予防効果や躁状態に対する効果は確立されているのですが、うつ状態に対する効果が十分ではない可能性が指摘されていて、残念ながらこうした効能効果を完全に満たす理想的な気分安定薬は未だないのが現状です。なお非定型抗精神病薬であるクエチアピン(ビプレッソ、セロクエル)やオランザピン(ジプレキサ)は理想的な気分安定薬にかなり近い効能が確認された薬剤でもあります。

躁状態の治療

気分安定薬あるいはオランザピン(ジプレキサ)あるいはアリピプラゾール(エビリファイ)などの非定型抗精神病薬のいずれかを単独で使用します。躁状態の程度が重い場合などには、両者の併用が必要となり、入院治療も要することにもなります。またうつ状態から躁状態に転じた場合(躁転といいます)には、もしそれまでに抗うつ薬が処方されていれば、それは中止されることになります。

うつ状態の治療

さきほどお話ししましたように双極性障害でもっとも長いのはうつ状態の時期です。しかもこの時期の治療、つまり双極性うつ病の治療は困難なことが少なくありません。10数年前までのわが国には、この双極性うつ病に適応を有する薬はありませんでした。双極性うつ病の治療は現代日本の精神医学のもっとも難しい治療課題のひとつとまでいわれたこともあったほどです。

非定型抗精神病薬のオランザピン(ジプレキサ)が２０１２年に双極性うつ病の治療薬としての保険適応を取得したのを皮切りに、その後やはり非定型抗精神病薬のクエチアピン徐放剤(ビプレッソ)が２０１７

年に、そして非定型抗精神病薬のルラシドン(ラツーダ)が２０１９年にその保険適応を取得したのです。

双極性うつ病には原則としてこれら３つの非定型抗精神病薬のいずれかを単剤で使用します。また場合によっては、双極性うつ病には保険適応はないのですが炭酸リチウムやラモトリギンなどの気分安定薬を単独で用いたり、さきほどの非定型抗精神病薬との併用で用いたりします。

そうした非定型抗精神病薬や気分安定薬によってもうつ状態がなかなか良くならない場合などには、慎重に抗うつ薬を併用することがあります。ただ、うつ病とは違いうつ状態であっても原則的に抗うつ薬を単独で使用することはありません。抗うつ薬だけ服用していると、躁状態になりやすくなったり、躁状態とうつ状態を何度も繰り返し起こしたりするようになること(急速交代型とよびます)があるからです。このように抗うつ薬の使用法の違いがうつ病と双極性障害(双極性うつ病)の薬物治療のもっとも異なるところです。

また非定型抗精神病薬あるいは気分安定薬に抗うつ薬を併用してうつ状態が改善した場合には、抗うつ薬は早めに減量して中止とするのが原則です。また抗うつ薬を服用しているときは、いつもより躁転(うつ状態から躁状態に移行すること)に用心することも必要です。たとえば、睡眠時間が短くなり、朝早く起床するようになったり、買い物が増えたり、いつもよりおしゃべりになったり、イライラがひどくなり怒りっぽくなったりするようなことがあれば抗うつ薬は即時中止する必要があります。そのような場合にはなるべく早く受診するようにしてください。

双極性うつ病に対する抗うつ薬の使用の是非に関しては精神科医の間でも意見が分かれるところで、学会などでもディベートの対象とされる問題でもあります。近年では、抗うつ薬の単独使用は避け気分安定薬や非定型抗精神病薬と併用し、急速交代型や次にお話しする混合状態への使用は避けるなどして対象を慎重に選べば、抗うつ薬の追加によってうつ状態が改善する例も少なからずあるという意見が優勢になりつつあります。

混合状態の治療

気分は沈んでいて動きも乏しく臥床がちでうつ病のように見えても、よく見ると多弁でいろいろな考えが次々と浮かんでくるなどの症状が見られるのが混合状態です。またイライラして落ち着きがなく活動的で睡眠時間も短いという躁の症状が目立つけれども気分は沈んでいるというような混合状態もあります。こうした混合状態は決して珍しいものではなくて、双極性障害の患者さんにはしばしば見られるものです。躁からうつに移行していくときや、逆にうつから徐々に躁に移行していくときに見られやすいのですが、躁状態やうつ状態ではなく混合状態で発症してそれがしばらく持続するようなこともあります。そのような場合には、はっきりした躁の状態やうつの状態を見ていないために、そもそも双極性障害とも診断できず、まして混合状態とも思わず、パーソナリティ上の問題かと誤って考えてしまうこともあります。混合状態で一番気をつけなければいけないのは自殺企図が起こりやすい状態であることです。気分は沈んでいて希死念慮も明らかにあるのに、活動的で行動力はあります。その希死念慮を実行に移してしまいがちなのです。

混合状態の治療でもっとも大切なことは、当然のことかもしれませんが、混合状態を見逃さず正しく診断することに尽きます。憂うつな気分が目立つからといってこうした混合状態を普通のうつ病だと思って抗うつ薬を服用すると、病状が悪化したり不安定になることがしばしばあります。場合によっては自傷行為につながってしまうこともあります。したがって混合状態では原則として抗うつ薬は中止すべきです。混合状態には、非定型抗精神病薬や気分安定薬を単独あるいは併用で使用します。

再発予防としての治療

気分安定薬あるいは非定型抗精神病薬を単独で用いますが、薬物療法が適切におこなわれるためにいろいろな工夫が必要となります。

双極性障害の薬物療法を受けるときは、必ず専門医の診察を受け、患者さんに合った薬を処方してもらうようにしてください。少なくとも2週間～1か月に1回は診察を受け、薬を飲み続けます。患者さんのなかには、しばらくは薬を飲んでいても、少し良くなってやめてしまうひともいます。しかし、それでは、再発を繰り返したり、病状が重くなって最悪の事態を招くことにもなりかねません。

また、気分安定薬のうちもっとも使用頻度が高い炭酸リチウムには、のどの渇き、多飲、頻尿、手の震え、下痢などの副作用が比較的あらわれやすい特徴があります。これは治療に必要な量と中毒を起こす量とが近いために起こる問題です。炭酸リチウムを服用する場合は、少なくとも数か月に1度は血液検査で血中濃度を測り、安全かつ再発予防に有用な濃度に達しているかを確認する必要があります。副作用があらわれたときは、早めに医師に相談してください。ちなみに炭酸リチウムの血中濃度は、0.5mEq／Lから1.2mEq／Lがその有効治療濃度とされています。0.1mEq／Lなどとあまりに低値では思ったような効果が得られません。逆に1・5mEq／Lから2mEq／Lを超えるようになると中毒症状（嘔吐・下痢、食欲不振、手の震え、意識障害、口渇、強い眠気、呂律不良など）が出現しますので十分な注意を要します。

なお最近は、アリピプラゾール（エビリファイ）の持続作用型製剤を月に1回筋肉注射をすることが再発予防に有効であることが確かめられています。とくに服薬を途中でやめてしまいがちなひとには最適な予防療法といえます。

双極性障害の治療でもっとも重要なことは再発予防―再発予防のこころがけ

双極性障害は再発することの多い病気です。治療により改善し、症状が見られなくなる寛解期となっても、再発予防のために治療を続ける必要があります。再発予防の治療は、月に1〜2度、外来を受診し、処方された薬を飲むだけです。それ以外は普通に生活できます。

定期的な受診や服薬のほかに「うつ状態や躁状態の兆候がでていないか」「日々の生活でストレスになっていることはないか」など、自分の状態に注意を払うことを心がけてください。

重要なことは、毎日の起床時間や就寝時間、食事の時間、家事や仕事の時間などをなるべく一定に保ち、きちんとした生活リズムを維持することです。こうした生活リズムが1週間で2・8時間以上ずれると有意に再発の危険性が高まるという研究報告もあります。

再発予防のためにも治療継続は重要なのですが、治療中断が一番生じやすいのは、軽躁状態のときです。好調で快適な日が続くため、もう完全に治ったと思って治療が中断されがちですが、それが後のうつ状態や軽躁状態の再発につながってしまいます。好調で治ったと思っても、実はそれは軽躁状態のことが少なくありません。自己判断で治療を中断しないことが何よりも大切です。私は双極性障害の患者さんがまだうつ状態のときからこのことを何度もお話しすることにしています。「いまはうつで本当におつらい状態だと思いますが、そのうちふっと治ったと思える日が来ることがあるのです。しかしそうした場合は実は軽い躁状態になっていることが少なくないのです。そうなっても通院を継続してくださいね」と。しかしそうお話しすると多くのひとは、「そんな日が来るなんて信じられない」「他のひとにはあるかもしれないが自分にはそんな日は絶対に来ない」などと異口同音に言います。しかし、実際にはそのような日が来るひとのほうが多いのです。

症例　**Nさん　65歳男性　会社経営**

Nさんは、40代半ばまで勤めていた商社を退職して、一念発起して建築関連の会社を起業された方です。起業したもののなかなか経営が軌道に乗らず、苦労する日々がしばらく続きました。夜も遅くまで会社に残り、土日も休む暇もなく働き続けました。そんな日々が1年半も続き、ようやく経営も軌道に乗るようになりました。ほっとしたのもつかの間、過労がたたったのか、一晩寝ても倦怠感が抜けなくなってしまいました。気分も滅入るようになり経営への不安も強まり、食欲もなくなり、朝も起きられなくなってしまいます。

家族の勧めで受診したクリニックではうつ病だと診断されて抗うつ薬による治療が開始されました。うつ状態は一進一退だったのですが、2か月ほどしたところで急に多弁となり、高揚感にあふれて夜もあまり寝なくても平気となったのです。そして仕事帰りに毎晩のように飲み歩き朝帰りとなる状態になってしまいました。それをいさめた奥さんを罵倒して家を飛び出してしまいます。せっかく軌道に乗ってきた会社の経営ですが、片腕として働いていた部下に丸投げとなってしまいます。また高級外車を注文したり、当時ブームのはしりだったタワーマンションの最上階の購入を奥さんにも相談せずに決めてしまったりもするようになりました。明らかな躁転でした。

結局、Nさんは入院治療を要する双極Ⅰ型障害だったのです。その入院治療を担当したのが私でした。それ以来今日まで20年来のお付き合いになります。

初めての入院治療のときは2か月ほどで躁状態も改善して退院となったのですが、その後数か月にわたるうつ状態となりました。それ以降も何度か躁状態とうつ状態を繰り返していました。種々の気分安定薬や非定型抗精神病薬による再発予防の治療に注力したのですが、最終的には炭酸リチウム単剤による治療に一本化することができました。

その結果、この10年間は、ときにやや軽躁を思わせる状態や軽くうつ的になることはあるものの、仕事や日常生活に支障が出るようなことはありません。炭酸リチウム単剤により、再発なく過ごされているのです。会社の経営も時節柄難しい面もあるものの優秀な部下の存在もあり、今日まで無難に経営をされ、ご子息への継承を考えているところです。

現在は1~2か月に1回受診され、炭酸リチウムの血中濃度を確認し、日々の生活指導を少しする以外はお互いの趣味であるクラシック音楽や山登りの話をするような通院が続いています。

Nさんのように炭酸リチウム単剤で再発予防が可能となるのが理想ともいえるのですが、実はそれは双極性のひとではむしろ少数派といってもよいかもしれません。

症例　Oさん　42歳　公務員

Oさんもかれこれ20年に及ぶ病歴があります。大学生のころ最初のうつ状態となり大学病院精神科を受診したのですが、通院はしませんでした。それから数年後に大学院へと進学するのですが、またうつ状態となり近所のメンタルクリニックへの通院を開始します。当初はうつ病と診断されて抗うつ薬が処方されていましたが、しばらく通院したところで双極性障害と診断変更され、抗うつ薬に加えてラモトリギンという気分安定薬による治療を受けることになります。軽躁状態になると気分が高揚して夢を語り出して多弁になり活動的になるのです。またお金遣いも荒くなり1か月で10万円程度使ってしまうのです。そのような軽躁状態が2か月ほど続くのが年に2回ほどあったといいます。

大学院を卒業して地方の企業に就職したOさんは、その地方の病院で治療を続けることになりました。そこでは炭酸リチウムを中心とした治療となりました。軽躁状態はあまり目立たなかったようですが、しばしばうつ状態になり仕事にも支障が出ることが多く、抗うつ薬も追加されることになります。それでも経過は一進一退で、入社1年後には休職することになってしまいました。

休職してもなかなか改善が見られないということで知人の紹介で私のクリニックを初診することになります。遠方から飛行機を使っての通院でした。3種類も入っていた抗うつ薬は、いずれも効果が見られないようなのでいずれも中止としました。炭酸リチウムの血中濃度も低めであったため十分な量まで増量しました。しかしその後もうつ状態は長引きました。時にはやや軽い躁とうつが混ざったような混合状態が見られることもありました。その後、以前やや効果的であったというラモトリギンを再開しましたがうつ状態の改善は限定的でした。そこでさらにクエチアピン徐放錠（ビプレッソ）という非定型抗精神病薬を追加したところうつ状態は改善し、軽躁にも混合状態にもならずこの数年間は安定した経過となっています。その間に前職は退職となり、現在は公務員として順調に勤務を続けています。

Nさんも0さんも長期にわたる再発予防療法の意義を十分に理解してくださり、治療にも積極的でした。しかしこのような例ばかりではないのです。こんな例も経験しました。

症例　Pさん　50歳　システムエンジニア

Pさんは、30歳代後半にうつ状態で発症しました。その後数年間は数か月から1年程度のうつ状態を何回か繰り返していました。そのため当時治療を受けていたクリニックでは反復性うつ病と診断されて主に抗うつ薬による治療を受けていました。45歳のときに始まったうつ状態は1年ほども続いたうえに、大切にしていた本を何者かに盗まれるという被害妄想まで出現します。うつ状態がなかなか良くならないということで転医をするのですが、そこでは被害妄想が非常に目立っていたためか、うつ病ではなく統合失調症が疑われることになったのです。抗うつ薬は中止され非定型抗精神病薬主体の治療となりました。しかしさらに1年ほど治療を受けますが一向に改善しません。

そこで知人に紹介されて私のクリニックを受診することになるのです。終始うなだれ覇気はまったくなく、本が何者かに盗まれて困っているとかろうじて聞き取れるようなか細い声でぼそぼそと話すのです。持参された紹介状には統合失調症と書かれていました。

当初は前医の処方で治療を開始したのですが、数か月したある日受診されたPさんを見て驚きました。背筋はピンと伸び、堂々とした面持ちで、自信たっぷりに話されるのです。もう本の問題は気にならないというのです。しばらく休職されていたのですが、復職したいと熱のこもった声で話すのです。妄想を伴ううつ状態から躁状態に転じたことが分かりました。つまり躁転したのです。そこで本人だけでなく家族にも来ていただきこれまでの経過をあらためて詳細に聞き取ることにしたのです。

そうしたところこれまで軽い躁状態が短期間ながら数回見られていたことが分かりました。うつ病や統合失調症ではなく双極性障害だったのです。それまで処方していた非定型抗精神病薬に加えて炭酸リチウムを開始しました。しかし、当初は軽い躁状態だったものが、徐々に悪化していくのです。2か月ほどすると、自宅で夜中に大音量でイタリアオペラのCDを流しそれに合わせて大声で歌うなどするようになり近所から苦情が殺到することになります。炭酸リチウムの血中濃度を測ってみると十分な濃度にまでなっていませんでした。手指の震えや口渇や頻尿といった副作用を嫌ってあまりきちんと服用していないようでした。さらには、その後、自分で一切の服薬を止めてしまいました。「もう自分は病気ではない」というのです。奥さんと二人暮らしなのですが、その奥さんの言う事にも耳を貸さず、多弁に自己主張をして何かというと攻撃的になるのです。夜は遅くまで飲み歩いてよろよろしながら帰宅するようなことが続きました。

外来治療では無理だということで入院していただくことになりました。自分では病気だと思わなくなってしまったPさんの入院に至るプロセスもそれはそれは大変でした。

3か月間の入院治療を終えて、やや軽い躁症状が残っている状態で私の外来に戻ってこられました。炭酸リチウム主体の治療を継続することにしたのですが、数か月後にまた躁状態がみるみる間に悪化してしまいました。

躁状態再発の原因は今回も怠薬でした。前回の躁状態よりもさらに目に余る行動が見られるようになってしまいました。こうなるともう外来を受診することもなく、薬もすべて自己中断です。そしてまた深夜まで飲み歩くような状態となったのです。それに意見をした奥さんを自宅から追い出すという事態にもなってしまいました。困り果てた奥さんが相談に来られたのですが、手の打ちようがありませんでした。結局は、通行人と目が合ったということに腹を立て暴力沙汰になり警察介入で措置入院となってしまったのです。その入院治療は3か月に及びました。

退院してから、やや軽いうつ症状が見られる状態で、また私の外来に来られました。この方のように怠薬からひどい躁状態に何度も見舞われる方は、入院施設のないメンタルクリニックでの外来診療はきわめて困難であり、入院施設のある病院での外来診療を強くお勧めしました。しかしどうしても私の外来で治療を続けたいと懇願されてしまいました。少し押し問答のようにもなってしまったのですが、ひとつの提案をしました。たったひとつだけある治療可能性として、ちょうどそのころ双極性障害の再発予防のための使用が保険適用になったアリピプラゾール（エビリファイ）という非定型抗精神病薬の長期作用型注射（LAI）を月に1回打つという治療を受けてもらえるのならば私の外来でも治療可能だというお話しをしたのです。

注射を嫌がる方が多いのは承知していたのですが、Pさんの抵抗の仕方は尋常ではありませんでした。顔面を紅潮させて拒絶されるのです。そこまでして抵抗されるには訳があったのですが、その理由が分かったのは後日のことでした。Pさんには、LAIによる治療が現在の双極性障害の最善の予防治療のひとつであることを示す臨床研究の結果をじっくりと説明しました。その結果では、LAIによる治療で再発予防が可能となるひとが非常に多いことと注射を打つという治療でありながらもその治療を受けて再発予防されている方々の満足度がきわめて高いことが示されているのです。そうしたデータもお示ししてこころをこめて説明を繰り返しました。その日は特に外来患者さんが多く1日に100人以上にも及ぶような日だったので、待合室には順番を待つひとであふれてしまいました。しかしこうした内容を数十分かけて説明したのです。その結果、なんとか同意を得ることができたのです。その日から月に1回その注射を打つ予防治療が始まりました。

そしてその日から今日まで3年近くの歳月が流れましたが、怠薬してはあれほど激しい躁状態を繰り返していたPさんは一度も再発もなく、新しい仕事にも就いて元気に過ごしているのです。一時は離婚の話も出た奥さんとつい最近も温泉旅行を楽しんできたと嬉しそうに報告してくれました。そして今ではこの注射による治療を導入してくれたことに感謝していますとまで言うのです。

あれほど注射を嫌がったわけも分かりました。Pさんの父親もどうも双極性障害だったようなのです。そしてずいぶん前に受けた注射（詳細はまったく分かりませんが）がもとで亡くなったというのです。そのことがあって以来、精神科での注射を極度に忌み嫌うようになったというのです。

双極性障害は再発を繰り返しやすい病気だと何回かお話ししてきましたが、このPさんも例外ではありませんでした。双極性障害には、うつ状態を何回か繰り返し、たまに軽い躁が出るひとから、躁もうつも同じぐらいの頻度で再発させるひともいます。さらにPさんのように周囲の人も大変困ってしまうような重い躁状態を何回も反復するひとまでいてさまざまです。

双極性障害のひとが躁状態を再発させると、もう自分は病気ではない！ということで薬なんか誰が飲むかという気持ちになってしまうことが少なくありません。そうなると手がつけられなくなってしまうことはPさんの例が物語っています。月に1回定期的に注射することで躁状態の再発予防が可能となるというのは画期的なことだと思います。

生活リズムを整えることによる再発予防

双極性障害の再発予防の主役は薬物療法であることは間違いのないことですが、「再発予防のこころがけ」のところでもお話ししましたように、重要なことは、毎日の起床時間や就寝時間、食事の時間、家事や仕事の時間などをなるべく一定に保ち、きちんとした生活リズムを維持することです。双極性障害の再発予防のひとつの柱となっている対人関係社会リズム療法の基本は睡眠覚醒リズムを毎日一定に保つことです。

しかし、双極性障害のひとには睡眠覚醒リズムを整えるのが苦手な方が少なくないのです。実際、双極性障害の約30％に睡眠覚醒リズム障害が見られるという調査報告もあります。また、こうした睡眠覚醒リズム障害の合併が見られる双極性障害のひとは合併のない双極性障害のひとに比べて再発しやすいことも報告されているのです。

こういう例を経験しました。

症例　**Qさん　35歳　医療系技術職**

Qさんは地方の大学生であった22歳時にうつ状態で発症しました。就職活動や大学の卒業論文や卒業試験などが負担になったといいます。うつ状態が数か月続いたところで大学のそばのメンタルクリニックに通院を開始します。その後大学を卒業して４年間服薬を続けていても健常な時期が2～3か月以上続くことはないということでした。職も転々とすることになります。

26歳の時に思い切って単身で上京し新しい職に就くことになりました。近所のメンタルクリニックに通院するのですが、薬は前医と同じ抗うつ薬の処方が続きました。

その頃から、うつ状態だけではなく、気分が盛り上がり、買い物が増えて、多弁で活動的となって友人との交流も活発になるようなことが年に数回それぞれ1か月ほど見られるようになりました。主治医にそのことを話したのですが、「そのぐらいはあるよね」と言われてしまい特に治療内容が変わることはなかったといいます。その後も数回転職を繰り返しました。仕事が1年続けば良いほうで最短はわずか1か月で退職となったこともあるといいます。その間に通院先も2度ほど変わりましたが、診断も治療も特に変化はありませんでした。

「気分の波が激しく、落ちこむと仕事に行けなくなり、仕事を長く続けられない。ずっと薬が同じなので薬だけでなくこころを鍛えるような治療も受けたい」とのことで4年前の31歳のとき、薬物療法だけでなくマインドフルネス療法も希望して私のクリニックに来られました。そうして転医を思い立ったのも軽躁状態であったからのようでした。また単身で上京して就職したときも軽躁状態であったため転職や転居が可能となったようでした。

まず双極性障害（双極II型障害）であることを説明して、その心理教育を徹底しました。それまで服用していた抗うつ薬を中止とし、気分安定薬中心の治療へと大きく転換したのです。しかし炭酸リチウムは副作用で服用を続けることができませんでした。そのため気分安定薬としてはラモトリギンを主体として少量の非定型抗精神病薬を服用していただきました。しかし気分変動はなかなか改善しませんでした。ある1～2か月間は軽躁状態となり、そのあとは数か月のうつ状態となってしまうのです。そのため仕事がなかなか続きません。マインドフルネス療法にも取り組んでいただきました。

　そうした治療に加えて社会リズム療法にも注力することにしましたが、それは容易ではありませんでした。社会リズム療法の基本は睡眠覚醒リズムを整えることです。Qさんに睡眠覚醒リズムと1日の生活スケジュールの記録表をつけてもらうことにしたのですが、1か月分の記録を見て驚きました。睡眠覚醒リズムが日々後ろへと1時間ほどずれていくパターンだったのです。しかもそのようにきれいにずれていく部分だけでなく、それが突如乱れて睡眠覚醒リズムがまったく不規則となる部分もありました。

　気分変動のコントロールだけでなくこうしたリズム異常をなんとかしなくてはなりません。このリズム異常が気分変動を悪化させているようでもありました。そもそもこのような睡眠覚醒リズムの乱れがあっては安定した勤務などできるはずはありません。

　ともかく朝起きる時間を一定にするような生活指導を繰り返し、繰り返ししました。地方にいる母親にその時間に電話で起こしてもらうなどいろいろな手を尽くしましたが、一旦は改善されても2〜3週間もするとまたリズムが乱れてくることの繰り返しでした。

　そこで高照度光療法器を購入してもらい、毎朝30分間1万ルクス程度の高照度光を浴びてもらうことにしたのです。そうしたところ、あれほど乱れていた睡眠覚醒リズムが1週間ほどしてピタッと整ったのです。感動的ですらありました。その後、1年間毎朝高照度光を浴びてもらうことでリズム異常は見られなくなり、いつの間にか気分変動のほうも安定して仕事も順調に継続できています。


　双極性障害に併発する睡眠覚醒リズム障害が気分の安定を妨げていた例です。薬物療法を徹底したりマインドフルネス療法を取り入れても軽躁とうつの反復を繰り返していたのですが、睡眠覚醒リズム障害への積極的な対応により気分も安定するようになったのです。双極性障害の約30％に睡眠覚醒リズム障害が見られるとすると、このような治療アプローチはもっとされてもいいのではないかと考えています。

双極性障害の再発予防のための薬物療法はいつまで続けるべきか

うつ病の治療のところでは、うつ病が寛解した場合でもすぐに抗うつ薬は止めないで1年間ほどは続けることによって再燃や再発を予防できると書きました。

では双極性障害ではどうなのでしょうか。これまで何回となくお話ししてきたことですが、うつ病も再発することが少なくない病気ですが、双極性障害はさらに再発の危険性をはらんだ病気なのです。だからでしょうか、「双極性障害になったら生涯にわたって服薬が必要です」という記載をしばしば目にしてきました。

12歳で発症して70歳で亡くなるまで躁とうつの反復に苦しんだ方の治療に25年ほど携わったことがあります。こういう方の治療ではたしかに生涯にわたる服薬が必要となります（ただ残念なことに実に多くの種類の薬剤による治療を試みましたが、最後まで躁とうつの気分の波を完全に平坦にすることはできませんでした）。

しかし、薬物療法の効果が見られ急性期の軽躁もうつも改善して、その後の予防的な薬物療法により再発も見られず数年後には治療を終結に持ちこめる例にもずいぶんと出会ってきました。

つまりうつ病とは異なり、双極性障害の再発予防のための薬物療法を何年間続けるべきかということに関してこれまで確実なコンセンサスは得られていないのです。

私は双極性障害の方が再発予防のための治療に取り組もうとされるときには、「まず2年間はこの予防療法を続けましょう。そしてその時点でその後どうするか一緒に考えましょう」と必ず説明することにしていて、一生にわたって薬を飲み続けてくださいとは決して言わないことにしています。

4 家族と周囲のひとの対応
——病気を理解し冷静であること

周囲の方の対応次第で、症状は良くも悪くもなります

周囲の方、とりわけ家族の方が病気を正しく理解し、冷静に対処することは、治療を進める上で、とても重要です。治療の中心は服薬ですが、それだけで済むわけではありません。周囲の方の対応次第で、症状は良くも悪くもなります。

双極性障害は、本人の甘えや気分の持ちようなどではなく脳の病気です。うつ状態のときに励ましても、また躁状態のときに傲慢な態度を批判しても、症状は良くなるどころか、むしろ悪化することさえあります。励ましや批判をしたくなる背景には、相手が「病気だ」と認めたくない気持ちがあるのではないでしょうか。いずれにしても、病気の正しい理解とはいえません。ただし、病気を理解するということは、患者さんに過度にかかわったり同情することではないことも付け加えておきます。うつ状態のときに一緒になって落ちこんだり、躁状態のときに問題行動に我慢して付き合い続けたりしても、患者さんは良くなりません。

表6　双極性障害の患者さんが抱える悩み

- 疾病受容の困難さ
- 健康を喪失した悲哀感、深刻な精神疾患に罹患したことへの悲嘆
- 周囲の無理解、スティグマの強さ
- 予測不能な再発や気分変動に対する恐怖感
- 服薬への抵抗感、特に長期服薬継続の抵抗感
- 学業、就業や結婚など社会生活における困難感
- 妊娠における問題
- 疾患が子孫に遺伝するのではないかという懸念

表7　双極性障害（躁うつ病）とつきあうために
（日本うつ病学会双極性障害委員会作成）

1. 双極性障害（躁うつ病）だと気づくことが第一歩
2. 双極性障害の症状を知ろう
3. 双極性障害とつきあうために：患者さんご自身へのお願い
4. 双極性障害の治療薬の効果と副作用
5. 双極性障害の精神療法
6. ご家族へのお願い
7. 双極性障害の原因
8. 専門医の見つけ方
9. 双極性障害に関する研究について

何度もお話ししてきましたが、双極性障害は再発することの多い病気です。再発予防の治療は、患者さんにもよりますが、多くは長期にわたります。薬は基本的に毎日飲みます。大変なことです。服薬の意義に疑問を感じて中断してしまい、そのことが再発を招くことも少なくありません。また、周囲からは、「また薬ばかり飲んで…」、薬に頼ってはだめ」などと批判されることも少なくないかもしれません。そうしたことで服薬を中断してしまい、再発に至ってしまうこともあります。患者さんだけでなく周囲の方は、服薬の意義をきちんと理解し、双極性障害に罹患した葛藤を抱えながら再発予防に取り組む患者さんの気持ち（**表6**）

も理解してください。

日本うつ病学会双極性障害委員会では、双極性障害の患者さんならびにそのご家族を対象とした「双極性障害（躁うつ病）を正しく理解していただくための解説書『双極性障害（躁うつ病）とつきあうために』」（**表7**）を作成しており、同学会のホームページ（https://www.secretariat.ne.jp/jsmd/iinkai/katsudou/soukyoku.html#s01）から無料でダウンロードできます。これは、双極性障害にかかわる方、そしてもちろん患者さんご本人、そしてご家族にとっても必読の書だと思います。ぜひご一読をお勧めします。

受診編

―自分や家族がうつ病かなと思ったらどうしたらよいのか？―

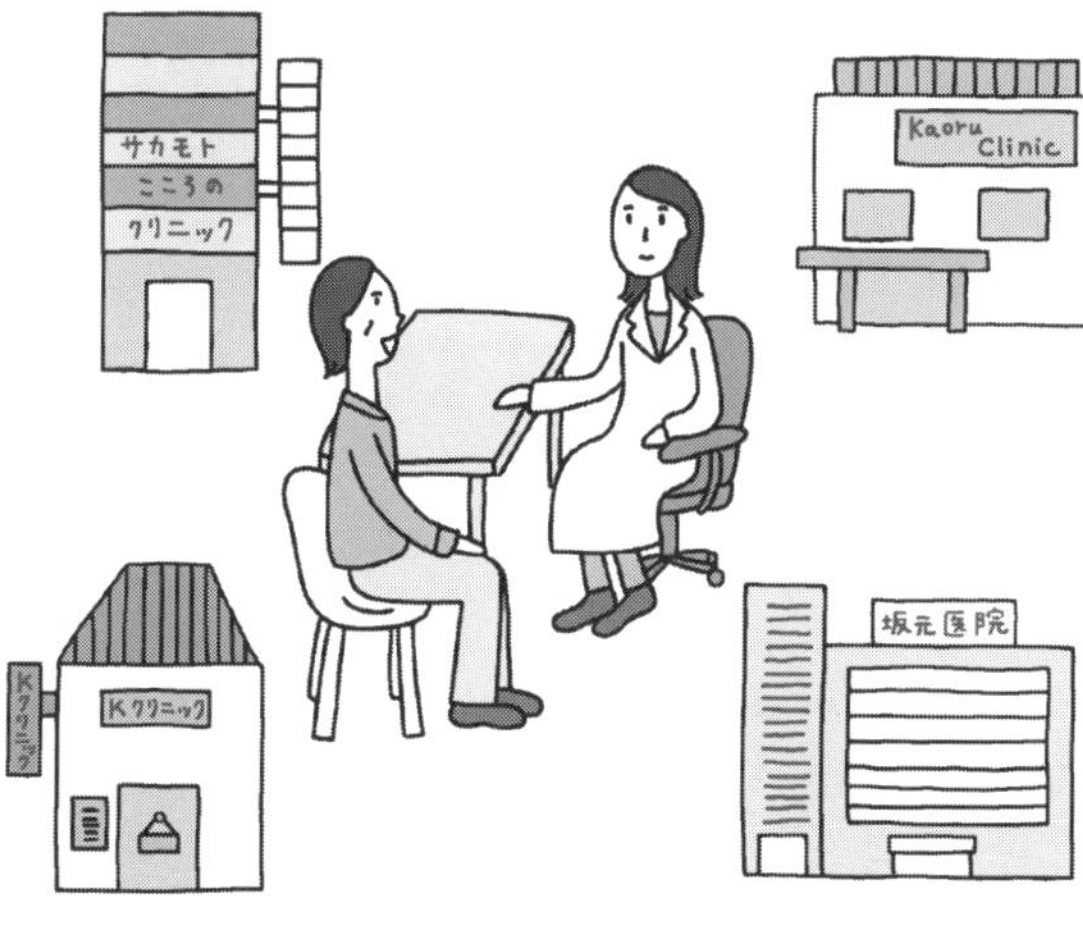

1 どんなときに受診を考えるのか

治療で治る病気—早期発見・早期治療が大切

うつ病をはじめとする心の病気が疑われたなら、なるべく早く受診を考えたいものです。どんな病気でも、早期発見、早期治療が大切です。といっても、ひどい腹痛や胸痛、ひどい高熱と咳で苦しんでいるというわけでもないなら、できれば病院には行きたくないというひとも少なくないと思います。またメンタル不調で病院に行くことに抵抗があるひとの方が多いかもしれませんね。

そもそも、今の不調は、自分の性格が弱いためであり、病院は関係ないので行っても仕方がないと思われるひともいることでしょう。また自分の置かれた環境に問題があるので、それが変わらなければどうしようもない。病院に行っても環境が変わるはずがないし、と言われるひともいるでしょう。しかし、今まで何度かお話ししましたように、うつ病はきちんとした治療を受ければ治る病気であることを忘れないでください。

「以前も同じような不調の時期があったけど、我慢して仕事をしていたら1、2か月で良くなったし、今回もそんなものだろう」とおっしゃるひともいるかもしれません。うつ病になる方は、以前にうつ病と診断されないまでも、憂うつ感や意欲の低下、倦怠感があり仕事の能率が低下してしまった時期が1か月や2か月続いたことがあるという方が少なくないこともたしかです。そのときはたしかに我慢して過ごしているうちに自然に回復したかもしれません。しかし今回も自然に良くなるとは限りません。こういう状態を繰り返しているとだんだん病状が重くなる傾向があります。

今回は、前回と何か違う、1、2か月しても一向に良くならない。そうこうしているうちにはっきりとうつ病の診断基準を満たすような状態になってしまうかもしれません。でも自分ではうつ病の診断基準を満たしているのかどうかということまではなかなか分からないものです。ただただ日常の生活や仕事、そして対人関係がつらく煩わしく感じるものです。しかしそのつらさを誰に相談して助けを求めていいかも分からない。そもそもうつ病になりやすいひとのひとつのタイプは、真面目な頑張り屋で弱音を吐きにくいひと。ひとに弱みを見せたくないと思う方も少なくないのでしょう。

なかにはある程度自然に回復するうつ病の方もいることもたしかですが、それは少数派だと思ってください。さらには、そうした方でもきちんとした治療を受ければうつ病で苦しむ期間をずっと短くすることができるということを忘れないでください。また、うつ病を放置して我慢に我慢を重ねて数か月後には自然に回復したとしても、その後もうつ病を繰り返しやすくなったり、ひどい場合は、脳の海馬という記憶を司る部分が萎縮をきたしてしまうという報告もあります。

さらには、うつ病を放置した場合に起こるもっとも懸念すべきことは自殺につながってしまうことです。うつ病の自殺は、発病初期と回復期に多いとよく指摘されます。発病初期の自殺は、周囲の方を驚かせ、そして深い悲しみをもたらします。多少、不調だとは言っていたが、まさか自殺するとは思わなかったと。そんな事態にならないためにも早期に病院の受診を考えていただきたいのです。

受診をためらううつ病のひとに家族や周囲はどう接したらよいのか

家族のどなたかが夜も眠れずに何度も起きては、つらそうにしている。昼も明らかに覇気がなく、表情も暗く、冗談を言っても以前のように全然笑わなくなった。よくため息をついてはぼーっとしていることが多い。休日になってもあれほど好きだったゴルフなどにも行かず、一日中疲れたとごろごろ横になってばかりいる。平日は、体調が悪いと言いながらもなんとか足をひきずるようにして家を出て出勤しても、帰ってきたらすぐに横になってしまう。家族のどなたかがそんな様子だとたまらずに心配なものです。

しかしそんな心配をよそに、無理をしてため息をつきながらでも毎朝出勤しているのです。「見ているとつらそうだから、一度受診してみては」と話しかけても、「疲れているだけで病気でもないのに病院などに行っていられないよ。だいたい、仕事がたまっていて休んでいられないし、休んで病院に行ったって楽になるどころか、休んだ分仕事がたまってしまって余計大変になるだけじゃないか」、などと言われてしまうこともあるかもしれません。

そんなときに家族はどうしたらよいのでしょうか。何度も病院に行くことをただ強く勧めるべきでしょうか。しかしそれは場合によっては逆効果になるかもしれません。本人は、助けてほしい気持ちがありながらも無理して頑張っているのです。まずは、本人のそうした精いっぱいの頑張りを一度は十分に受け止め評価すべきではないでしょうか。

「ずいぶんつらそうにして無理をしているように見えるけど、そんな状態でそこまで頑張れるのはあなただからできること。とても立派だと思う」と一度は十分に評価したうえで、さらに本人のつらさに共感することではないでしょうか。そして「その頑張りを今後も続けていくためには、一度特急列車から途中下車するつもりで休みをとることも大切ではないか、そして受診していろいろアドバイスや治療を受けてみたらどう？そうしたほうが、長い目で見たらずっと今後の頑張りにつながると思うんだけど」という風にお勧めしてみたらどうでしょうか。

2 どこを受診したらよいのか

心の病気全般を扱っているのは、精神科です。しかし実際は「心療内科」「神経科」「精神神経科」「神経精神科」、または「こころの診療科」「メンタルヘルス科」など、病院によってさまざまな診療科名が書かれています。これは「精神科」という名前を嫌うひとがいるため、あえて精神科とはせず、このような名前にしているだけで、おこなう診療に大きな違いはありません。

どこの病院に行けばよいか分からないこともあると思います。そんなときは、タウンページ、ネットなどで通院しやすい病院を調べ、予約状況や診療時間などを問い合わせてみましょう。電話での対応も、病院を選ぶ目安になります。

かかりつけの内科医や家庭医からの紹介や会社の産業医や契約している診療所に相談したりするのもよいでしょう。また、地域の保健所や精神保健福祉センターに問い合わせるという方法もあります。

メンタルクリニックとは

一番受診しやすいのはメンタルクリニックではないでしょうか。都市部だと駅の周辺にはいくつかメンタルクリニックがあるところが多いようです。メンタルクリニックは、精神科医が一人で開業している外来のみの診療所のことが多いのですが、複数の常勤医や非常勤医が診療をおこなっているようなやや大規模なメンタルクリニックもあります。ここでは主に、うつ病、双極性障害、不安症、発達障害、適応障害、不眠症などを扱い、比較的都市部にあって、通いやすいというメリットがあります。なおメンタルクリニックでは、診療科目として心療内科をはじめとして神経科、神経内科そして最後に精神科などが標榜されていることがほとんどです。

心療内科と精神科はどう違うのか

心療内科は、本来は心身症を専門とする内科の一分野の診療科です。しかし、心身症と聞いてどれだけの方がその定義をきちんと言うことができるでしょうか？実は、医療関係者の中でさえ、心身症とうつ病、神経症の区別がつかないひとがいて驚くことがあります。特に身体症状が目立つ仮面うつ病と心身症は同じだと思っているひとも少なくないように思います。

心身症とよぶには、胃潰瘍、気管支喘息、糖尿病などのはっきりした身体疾患があることが前提です。そうした身体疾患の症状や経過に心理的要因の影響が強い場合に限って、その身体疾患のことを心身症とよぶのです。

たとえば、試験が近づくと気管支喘息が悪化しますが、試験が無事終わると症状が良くなるというように、身体疾患の症状の悪化や改善に心理的要因の影響がはっきりと見て取れるような場合です。つまり、心身症の治療は内科医の守備範囲なのです。

しかし、「精神科」を受診することに抵抗が強いという方がまだまだ少なくありません。そのためメンタルクリニックや総合病院の「精神科」が「心療内科」と標榜されていることが多いのです。一部の大学病院（東北大学病院、東京大学病院、東邦大学病院、日本大学病院、関西医科大学病院、九州大学病院など）や一部の総合病院の心療内科では内科医師が診療をしているのですが、それ以外の「心療内科」では実際は精神科医が診療をしている場合がほとんどなのです。

また精神科受診は抵抗があるので神経という文字があるからと神経内科や脳神経外科を受診する方もいるかもしれませんが、そこでは心の病気は扱わず、パーキンソン病などの神経疾患や脳梗塞、脳腫瘍などの脳の病気などといった器質的な病気を診察、治療するところです。

内科医による（狭義の）心療内科でもうつ病やパニック症などの不安症の治療は受けられますが、うつ病だけでなく躁病もある双極性障害や、統合失調症の初期のうつ状態や認知症の初期のうつ状態などは、原則として精神科医の診療を受けることをお勧めいたします。

心療内科についていろいろとお話ししてきましたが、心療内科を標榜することの多いメンタルクリニックの利点は、駅のそばなど便利なところにあって通いやすいということです。最近は、その通いやすさから患者数が増え、診療を受けたくても、数か月先まで予約でいっぱいだと言われてしまうということをしばしば耳にします。急いで診てもらいたい場合は、保健所などに電話相談をして、予約なしでも新患診察を行っているクリニックや病院を教えてもらうのがよいのですが、残念ながらそうしたクリニックや病院は少ないのが現状です。

総合病院精神科とは

総合病院には、内科、外科、婦人科、整形外科、脳外科、小児科、耳鼻科、眼科、皮膚科など多くの診療科があります。精神科はそうした診療科と連携し、身体の病気があるひとでも同時に治療が受けられるというメリットがあります。

精神科の入院ベッドがあることもありますが、近年では、それまであった入院病棟を廃止し外来のみとしたところも少なくありません。また、精神科専門医が数名以上いる病院から医長一人のみの勤務、または非常勤医による外来診療だけというようにさまざまです。

また、たとえ精神科医が医長として一人だけで診療している病院でも、臨床心理士が数名いて、心理療法を受けられるところもあります。受診する前にそうした点についてよく調べておいた方がよいでしょう。

大学病院精神科の長所と短所

専門性の高い精神科医のスタッフがそろっています。一般的に大学病院では、最先端の診療を受けられます。しかし、実はうつ病、双極性障害や不安症の治療に関しては、大学病院でしか受けられない画期的な最先端診療というものはほとんどありません。

大学病院は研究、教育の場でもあるので、研究への協力を求められたり、初診のときなど学生実習の見学があったりすることもあります。

入院施設を持つところがほとんどですが、入院期間は約1か月以内とされているところも少なくありません。入院期間がそれ以上に及ぶときには、関連病院への転院となることもあります。

若い医師の研修の場でもあるので、入院した場合、直接の担当医が研修医であることもあります。また医師が関連病院へ転勤することがあるので、一年ほどで外来担当医の変更がありうることも承知しておく必要があります。

もちろん、大学病院の利点もあります。入院患者の治療をめぐっては多くの専門性の高いスタッフが参加するカンファレンスが頻繁におこなわれてその都度、診断と治療の妥当性に関する検討が重ねられます。画期的な最先端治療ではなくとも、最新の研究成果を取り入れた治療の試みがされることもあります。また全診療科を有する大学病院では、総合病院と同様に身体の病気の検査や治療が同時におこなえることもあります。夜間には当直医も待機していますので、緊急性の高い場合は時間外の救急診療を受けられる場合もあります。また外来部門と入院部門の連携が緊密にとられていて、外来治療ではなかなか良くならない場合などに、比較的スムーズに入院加療を受けられることも利点といってよいでしょう。

精神科病院はどんなところなのか

精神科病院というと敷居が高くて、受診に抵抗を感じるひとも少なくないと思います。また、駅や街の中心地から離れたところにあることが多く、通院にやや不便を感じることもあるかもしれません。

精神科病院に入院するのは統合失調症の患者さんが多く、うつ病や双極性障害の患者さんが入院して治療を受けるのに適した環境ではないのではと思われる方もいるかもしれません。しかし、最近は、うつ病の勤労者が休養し、活力を取り戻せるような環境となるような工夫を凝らした「ストレスケア病棟」という病棟を備えた精神科病院が増えてきています。

そうしたところでは、復職のためのプログラム、つまり、通院によるリワークプログラムをこなすことにより、一日でも早い職場復帰と再休職予防を目的としたプログラムを実践しているところもあります。またリワークプログラム参加を目的とした準備入院による治療をおこなっているところも出てきました。このように精神科病院は一昔前のものとは、大きく変わろうとしているのです。

なおさきほどお話ししたメンタルクリニックでもこうしたリワークプログラムを実施しているところも増えてきています。

内科でうつ病の治療は受けられるのか

内科でうつ病の治療が受けられるのかと心配される方も少なくないと思います。内科医のなかにはうつ病に詳しくその診断や治療を得意とする医師もいます。最近では、各地の医師会などが中心となり、うつ病専門医を講師として招いた「かかりつけ医うつ病対応能力向上講座」がしばしば開催されて、多くの内科医がうつ病診療の勉強に励んでいます。

ただ内科医のうつ病診療能力はさまざまです。なかには、精神科医顔負けのうつ病診療に精通した内科医もいれば、逆にうつ病診療にはほとんど関心がなく、うつ病をはじめとするこころの病気は自分の守備範囲外だと思っている内科医もいます。実際はそのような内科医が少なくないのですが、そうした内科医を受診した場合には、うつ病の治療が受けられるどころかうつ病やこころの病気そのものが見逃されてしまうこともあります。

メンタルクリニックやそのほかの精神科での治療を受ける気にどうしてもならないという方は、まず内科で治療を受けることになりますが、うつ病に詳しくない内科の受診はお勧めできません。問題は、どの内科医がうつ病診療に詳しいかどうかということが分かりにくいことです。そうした場合でも、やはり最寄りの保健所に電話相談してみればある程度の情報が手に入るかもしれません。

うつ病や双極性障害の治療は、原則として精神科医がおこなうものです。まずかかりつけの内科を受診してうつ病が疑われた場合は、メンタルクリニックなどの精神科専門医を紹介してもらいましょう。精神科受診に抵抗があっても、ぜひ一度専門医を受診してみてください。

どのようにして病院やクリニックや医師を選べばいいのか？

いちばん重要なのは、病気を正しく診断してくれる精神科医や心療内科医を探すことです。

うつ病の治療には特殊なものはありません。大病院の医師がよいとか、大学病院の教授や准教授なら治療が飛びぬけてうまいということもありません。医学部教授の選考過程では、診療能力も一応考慮されることにはなっていますが、一番重視されるのは研究業績評価であるのが現状なのです。一定以上の診療技術があれば、あとはその医師の人間性が治療経過に影響することも少なくありません。

テレビ、マスコミによく登場して名前の通った医師が誰にとっても本当に名医、良医であるとは限りません。本当の名医、良医ならテレビに頻繁に出たり、マスコミの取材にいちいち応対している暇などないのではないかという意見も頷けるところです。

また見栄えの良いホームページを出しているからといって、その病院やクリニックの医師が優秀で優れた治療をおこなっているとも限りません。名医紹介本などで「名医」と紹介されている精神科医、心療内科医はどうでしょうか。そうした書物を何冊も目にする機会がありましたが、そこで名医として紹介されている医師を見て、疑問に思ったことも一度ならずあります。そうした名医本の著者が、どうしてその医師を名医と判断したかの基準が不明確なことが多いのが気になるところです。なかには、名医が勧める名医と銘打った本もありましたが、「名医」を勧めているその「名医」はどうやって選んだのかという基準もはっきりしません。外科のように手術件数や成功例数など治療成績が数字化できない精神科医療では病院ランキングなどもあまり意味がないように思います。

最近は、病院や医師選びに限らず、レストラン選びや旅先のホテル選び、購入商品など何事もネットの「口コミ」を参考にするひとが非常に多いように思います。しかし、ネットの口コミ情報はまさに玉石混交で、信頼度の指標がまったくないのがはなはだ問題ではないでしょうか。無記名の書き込みや口コミなどには、たとえは非常に悪いのですが、公衆トイレの落書きレベルの有害情報も混在しているのが残念でなりません。なかには誹謗中傷レベルの個人的なうらみつらみなどが書かれている口コミもあります。ほとんど業務妨害ではないかというレベルのものまであるようです。

この数年ですが、こうした「口コミで困っていませんか」とメンタルクリニックの院長宛にダイレクトメールが来ることがあります。そうした誹謗中傷のような口コミを消しますというのです。料金はかなり高額のようです。そうしたビジネスが成り立っているということからネット社会の闇に愕然としたことがあります。もしかしたらそうした業者が悪質な口コミを捏造して自ら消すという自作自演をしているのではないかとまで勘繰りたくもなることもあるほどです。逆にあまりに高評価の口コミばかりがずらっと並んでいるようなクリニックがあったとしたら、逆の意味での操作がされている、つまり「さくら」的な口コミが多いのかもしれないと警戒したくなってしまいます。

そうした情報源の信頼性があまり高くないとすると、本当に月並みなことになってしまいますが、やはり信頼できる知人などからの紹介で病院を選ぶのが有力な方法ということになるのではないでしょうか。ただ、紹介者にとっての良医は誰にとっても良医とは限らないことは意識しておく必要がありそうです。

さらにはそうした情報が得られない場合は、最寄りの保健所に相談するという手があります。保健所には精神保健専門の保健師がいるはずです。どこの病院や医師が良いのかを保健師に相談するという方法も活用すべきです。そうした保健師の耳には、各医療機関に関する苦情をはじめとする地域住民のさまざまな声が届いているからです。ただ、保健師自身が治療を受けた経験を通しての評価ではないので、その情報の信頼性にも限界があることも忘れてはなりません。

3 良い医師の見つけ方、見分け方

患者の話をじっくりと聞いてくれる医師を選ぶことが大切なことは言うまでもありませんが、初診以降の再診の際には、初診時のときのように十分な診察時間がとれないことの方が多いのではないかと思います。毎回、長い診察時間はとってくれなくても的確な治療法を示してくれるか、症状に応じ、こまめに治療法を検討してくれるか、さらに状態に応じた適切な生活上のアドバイスをしてくれるかといった点も重要なポイントになります。

数回通院してみて、その都度「想像していたのとかなり違う。違和感を感じる」、「お医者さんが話しにくい雰囲気を醸し出していて、診察のたびに緊張してしまって、思ったことがほとんど言えない」、「自分の苦しみを分かってもらえない」ということが続くようであれば、ほかの精神科医や心療内科医を探すことも考えた方がよいでしょう。

また受診したものの、初めからこれといった説明もなく、同じ系統の薬を何種類も処方するようなら、転院も考えた方がよいかもしれません。たとえば、抗うつ薬を2種類、抗不安薬を2種類、抗精神病薬を1種類、睡眠剤を2種類などという処方をいきなりするようであれば考えものです。

そもそも良医、悪医とはそれぞれどういう医師のことをいうのでしょうか。良医とはどのような医師のことかをはっきりさせる前に、こんな精神科医にはかからない方がよいという「悪医」像を思いつくままに描写してみたいと思います。

表8　かかりたくない精神科医の「診断基準」

1. 患者や家族の質問に丁寧に回答してくれない
2. 患者や家族の目を見て話さない、電子カルテばかり見ている
3. 横柄な言葉遣いや態度が目に余り、まるで患者を見下しているよう
4. 患者のつらさに対する共感に乏しい、つらいこころのうちを理解しようとしない
5. 患者の感情に巻きこまれすぎて冷静さを失ってしまうことがよくある
6. 十分な説明もなしに、いきなり数種類の薬を処方する
7. 多剤併用大量投与に疑問を持たない
8. 物事を決め付けてかかる
9. 自分の人生観を押し付ける
10. 短気でイライラしやすい
11. 自信がなさそうで頼りない
12. 勉強不足で治療に関する最新知識を得ようとしない

ただ「悪医」という言葉は、悪徳医師のようでいかにも響きが良くありません。ヤブ医者の方が、少しは響きが良いかもしれませんね。やや脱線した話になってしまいますが、なぜ、ヘボな医者がヤブ医者といわれるのかご存知でしょうか。実はヤブ医者とは元来は名医を意味していたというのです。江戸時代に今の兵庫県の養父(やぶ)にその名を轟かせた名医がいました。そのもとで修行したということが名医の証であったともいいます。しかしそれを悪用する連中が後を絶たず、自分は養父で修行したと嘘をつき、でたらめな診療をする医師が続出することになり、養父医者の名声は地に堕ち、ヤブ医者の語源となったというのです。

かかりたくないヤブな精神科医の「診断基準」を挙げてみました(**表8**)。私自身の反省点もかなり含んでいることに改めて気づき、忸怩たる思いであることを告白したいと思います。

それでは、良医、かかりたい精神科医の「診断基準」とはどのようなものでしょうか。こういう精神科医でありたい、そして自分がうつ病になったらこんな精神科医に診てもらいたいと思うものを挙げてみました。現在の私は、かろう

表9　かかりたい精神科医の「診断基準」

1. 優しく、何でも話せる雰囲気をいつも醸し出している
2. 一貫して親身な診療姿勢が見られる
3. 診たてが適切である
4. 納得のいく説明をしてくれる
5. 患者本人だけでなく家族へも適切な対応をしてくれる
6. 辛抱強い、長い目で回復を見守ってくれる
7. 勉強家、最新の知識をいつもアップデートしている
8. 患者の自己治癒力を引き出す能力がある
9. 科学的エビデンスに基づいた適切な薬物療法がおこなえる
10. 薬物療法だけでなく精神療法も重視している
11. 病気を寛解に導いてくれる
12. 精神科医療の限界をわきまえている

じて半分程度を満たすだけなのが悔しいところです（表9）。

医師と患者の相性とは

医師の腕が良く評判も上々で、多くの患者がつめかけているようなクリニックであっても、どうしても医師との相性が合わないということもあります。ここでは相性について考えてみたいと思います。

医師の選択をめぐるかなり高度の論述のなかであっても必ずといってよいほど取り上げられるのが、医師との相性というテーマでもあります。結局のところ、一番大事なのは医師との相性だという意見も少なくありません。どんなに良医、名医であるといわれている医師にかかっても相性が良くなければだめだなどという声もあります。しかし、癌で手術を受けるときに外科医との相性を問題にするひとがどれだけいるでしょうか。さまざまな診療科のなかでも、もっとも相性が重視されるのが精神科ではないかと思うのです。

そもそも相性とは何か。その歴史は意外と古く、陰陽五行思想に由来するものだそうです。全ての事物が持つ属性が、相互に良い意味で影響し合ってより強まるか、逆に相互の良い部分を相殺し合って悪い状態を招くかといったものとされるのです。

付き合ってみなければ分からない相性ですが、それをあらかじめ知りたいというのも人情でしょう。実際、相性をキーワードとして検索するとヒットするものの大半が占い関連です。このようなあまり科学的とは言えないことが精神科診療でもっとも重要な要素のひとつとなっていてよいのかという気持ちもないわけではありません。が、無視するにはあまりに重大な要素のような気もします。もう少し検討してみたいと思います。

留意しなくてはならないことのひとつは、相性は変化しうるということではないでしょうか。あれほど、ときめいて萌えて、燃えてゴールインしたカップルが数か月後に破局に至ることはそれほど珍しいことではありません。しかし、たいていの場合は、最初の好印象はかなり持続するものでしょう。逆に、最初の印象はたとえ悪くても「かめばかむほど味が出る」ということもあります。「相性が悪い」と即断してしまいさっさと転医を考えることは決して好ましいことではないように思います。それが転医の底なし沼へと転落するきっかけにもなりかねないことを忘れないでいただきたいのです。

相性とは、たしかに患者が医師との関係でもっとも重視する要素のひとつかもしれません。患者は、相性で医師を選べるという側面もありますが、医師は相性で患者を選べないのはもちろんのことです。

そもそも、医師というものは、患者との相性の良し悪しを考えているのでしょうか。私の精神科医仲間には、「相性の良い患者・悪い患者」という見方などしない、自分の知識と経験を総動員して、自分のベストを尽くした治療をするだけだという者が少なくありません。そのとおりですし、そうでなくてはならないと強く思います。

しかし、患者から相性が良いと思われている方が、悪いと思われているよりも良いことは言うまでもありません。「相性の良さ」が信頼感を増し、ひいては患者の自己治癒力が増強され、良好な治療転帰につながるのがひとつの理想かもしれません。

正直に言うと、精神科医に限らず、医師というのはかなり単純な生き物ではないかとしばしば思います。信頼されていることが伝わってくると、その信頼に一層全力で応えようと思うものなのです。それが実力以上の腕を発揮することにつながることだってあるのです。そうした信頼感が患者本人からダイレクトに伝わるだけでなく、家族や関係者から聞こえてくる「うちの夫は先生をとても信頼しているんです」というひと言が精神科医にとっての活力源になることも少なくありません。そんな単純さに自分でも苦笑してしまうのですが、決して悪いことだとは思いません。

信頼は、医師、患者がともに創り上げるものであることは言うまでもありませんが、相性にもそういう側面があるのではないでしょうか。そうして得られた信頼感、好相性により、治療効果は何倍にも増幅されるのではないかと強く期待するのです。

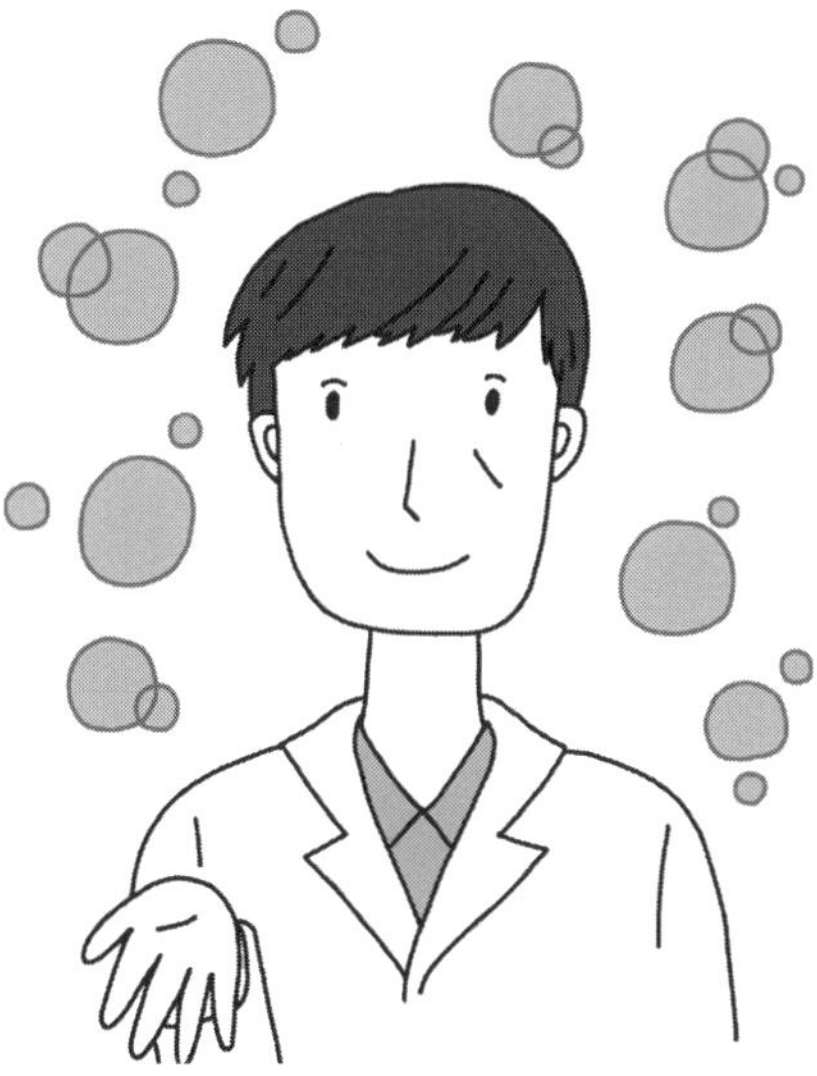

4

診察を受けるときの心構え
――治療は医師と二人三脚で

まずは医師を信頼することから始まる

うつ病に限らず、どんな病気もそうですが、自分の症状をきちんと把握し、病気に対する正しい知識を持つことが重要です。しかし、それはあくまでも原則です。風邪、肺炎、気管支喘息、胃潰瘍、糖尿病などといった身体の病気とは大きく異なり、うつ病は、自分では「治療を受ければ治る病気である」というようにはなかなか思えないものなのです。極端に言うと、そのように思えるようになったときが治ったときということもしばしばあります。

そうは言っても、医師の説明によく耳を傾け、分からないこと、不安に思うことがあれば、ためらわずに質問してみることも大事です。

治療の第一歩は、まず医師を信頼することから始まります。かなりプライベートなことまで話さなければならない場合もありますが、医師には守秘義務があるので、他言の心配はいりません。治療のカギは、「ありのままの自分」をいかにさらけ出し、正確に医師に伝えることができるかというところにあります。今のとてもつらい状態になったきっかけにもいろいろなものがあるでしょう。他人には話しにくいこと、また話したくないこともあるかもしれません。しかし、そうしたことも思い切って相談することが治療に役立つのです。はじめから全部を話す必要もないかもしれませんし、そんな気力もないかもしれません。何回か通院するうちにだんだんと話していけばよいこともあると思います。

時には家族に付き添ってもらってください

可能であれば、ご家族か仲の良いお友達に付き添ってもらうことをお勧めいたします。同じ説明を受けるにしても全部理解して覚えていられるわけではありません。付き添われた方がきちんと説明を聞いていれば、帰宅してから再確認することもできます。また、家族がどのように患者さんに接したらよいのかということに関しての説明を受けることもできます。毎回、毎回の付き添いは難しいとしても、少なくとも初診のときと、その後1～2か月の内に一度は一緒に受診に付き添っていただきたいと思います。

うつ病という病気は前向きな気持ちにはなれない病

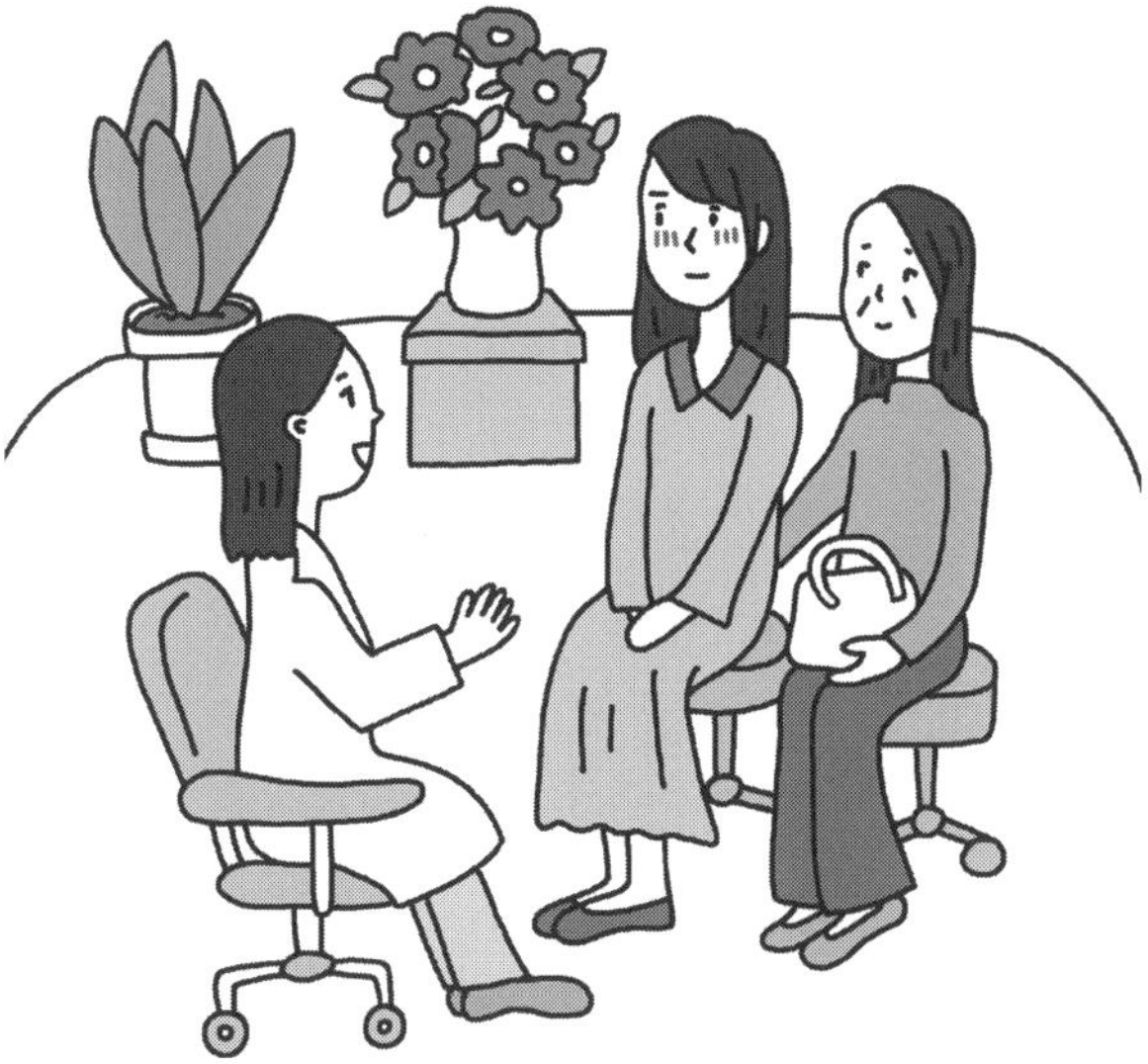

気です。ほかの病気と違って、治療を積極的に受けようとは、思えるようなものではありません。しかし医師とともに、二人三脚で治していこうという気持ちで、決して諦めることなく辛抱強く通院を続けてください。あのときに死ななくてよかったとこころから思える日がきっと来るはずです。

5 セカンドオピニオン外来。受ける？受けない？

セカンドオピニオンとは何か？

現在受けている治療が妥当なものかどうか、提案された治療に関する決断がつかない、あるいは今後の治療をどのようにしたらよいか、ほかにもっと良い治療法がないのかなどについて別の医療機関で相談できる「セカンドオピニオン」の制度がわが国に導入されて大分時間が経ちました。

もうお分かりのことと思いますが、「セカンドオピニオン」は医師を変えることを前提としたものではないことに注意してください。あくまでも主治医との良好な関係を保ちながら、複数の医師の意見を聞くことを目的としたものです。現在の主治医に対する不満に関する相談や医療過誤に関する相談を受け付けるところではありませんし、検査や治療をするところでもありません。初めから転医を希望して受診される方は対象となりません。転医希望の方は、一般外来の予約をとって受診することになるということに注意していただきたいと思います。

「セカンドオピニオン」外来受診の際には、現在の主治医からの紹介状（診療情報提供書）が必要です。病院によってはセカンドオピニオン専門外来を設けているところがあります。大学病院などでは、30分で約

2万円、30分超え45分まで約3万円、さらに45分超え60分まで約4万円という料金設定がされているところもあり、いずれにしてもかなり高額です。

以前大学病院で年間数十例以上のセカンドオピニオン外来を担当していた私の経験では、セカンドオピニオンに関する診療情報提供書を持参されて受診される方は、適切な治療をすでに受けているケースがほとんどでした。今後の治療に有益となるようなアドバイスをいくつかしたうえで、現在の主治医への継続通院をお勧めすることが圧倒的に多かったのです。セカンドオピニオンを受けることで現在の治療への信頼感が確固たるものになることは何よりだと思っています。そうした例ではセカンドオピニオンがうまく機能したとも言えるのですが、極端に言えば、すでに適切な治療を受けていてセカンドオピニオンを必要としなかったとも言えなくもないわけです。私が経験してきたセカンドオピニオン例の多くがそうであったとも言えるのです。

ただなかにはセカンドオピニオンが有意義で新たな診療方針が本人と紹介していただいた医師に伝わることになったという例もありました。

たとえば遷延性うつ病として種々の抗うつ薬や増強療法により治療されていたひとがセカンドオピニオン診療で実は双極性障害であることが分かったような例がありました。ただ、前章でもお話しをしましたように、そうした場合にそれまでの抗うつ薬を中止とし、治療の主体を気分安定薬に変更すれば時を経ずして経過が良好になるというように従来の本に書かれていたようなことが起こることは多くありません。双極性うつ病の治療はそのようになまやさしいものではないと経験を積めば積むほど思うのです。

またうつ病が遷延している要因として発達障害や併発する不安症が見逃されていて、セカンドオピニオン診療でその点を指摘され、それらへの治療的対応をあらためて図ることがうつ病の経過を良好とすることが期待された例もありました。しかし、その場合においても、遷延性うつ病の経過がドラスティックに改善するということは望めないのが精神科臨床の難しいところだと思います。

しかし、なかには、セカンドオピニオン失敗例ということもあるかもしれません。30分間、じっくり説明してくれたが、専門用語が多くてよく分からなかったというものや、別の治療法を勧められたがどうしてよいか分からなくなって、かえって混乱してしまったということもあるかもしれません。

主治医との関係が悪くなってしまうことを懸念して、セカンドオピニオンを言い出せないという方も多いかと思います。基本的にはそういう心配は無用であると言いたいところですが、例外的に、セカンドオピニオン制度を正しく理解していなかったり、その制度を尊重していない医師もいます。また自分の治療が絶対だと思っているプライドの高い医師がそうした患者さんには転医を勧める場合もあるかもしれません。だからといってすぐに転医を考えるのは得策ではないことが多いと思います。もう一度主治医とよく相談することをお勧めいたします。

こんなセカンドオピニオン希望の方を経験しました。

症例　34歳女性　ＩＴ企業に転職したばかりのＲさん

ネット予約でのメモにはこのように記載されていました。「2年ほど別の心療内科に通っていますが、抑うつ神経症が治りません。死にたい気持ちが毎日あります。気力・意欲がない、疲れやすい、不安になる、何でもないことですぐに涙が出る。セカンドオピニオンをお願いします、紹介状を持参します」

有名私立大学の国際関係学科在学中に欧州に1年間留学経験があります。同大学を22歳で卒業後、ＩＴ

関連の有名企業に就職しました。1年間勤務したところで過剰労働のためうつ状態となり、Aクリニックに通院し休職となりましたが、半年で改善し復職しました。その後、ずっと寛解状態を維持していたのですが通院は数年間続けたといいます。

31歳時にキャリアアップを目指し、さらに有名な同業他社に転職することになります。当初は順調に勤務していたRさんでしたが、時間外労働が増えたのに加え、途中で代わった上司からのパワハラでうつ状態が再発してしまったといいます。

今度はBクリニックに通院を開始し、半年間休職し療養に専念したところ改善し、復職を果たせました。しかし1年ほどしたところでうつ状態が再燃してしまい、再度の休職に追いこまれてしまうのです。通院加療を続けるも今回はなかなか改善が見られず、私のところを初診となる半年前に退職となってしまいました。退職となり気持ちの整理がついたためか、うつ状態にも多少改善傾向が見られたといいます。そのため自分で登録した派遣の仕事に就くこととなりました。しかし数日通ったところで不安、恐怖感や抑うつ気分が悪化し、希死念慮も生じるようになってしまいました。

そのような状態にあり、2年間通院治療を続けていてもうつ状態の改善が見られないと治療に疑問を感じ焦りを覚えていたところに、私がテレビのモーニングショーでうつ病治療の話をしていた番組をたまたま母親と観たことから、セカンドオピニオンを受けようということになったといいます。その旨を主治医に告げたところ、セカンドオピニオンを受けるのは良いことだとは思うので紹介状は書くが、あとはそちらで診てもらったらどうかと言われてしまったといいます。

Rさんが持参した診療情報提供書には2年間の診療内容が丁寧に記されていました。またRさんから聞く診療内容もとても妥当なものでした。休職中にも復職に向けて丁寧にリワーク指導までされていた様子が十分に伺えたのです。Rさんは抑うつ神経症と理解しているようでしたが、きちんと寛解期も挿間する反復性うつ病であり、治療はとても妥当なものと思われました。

うつ状態はむしろこの数か月は改善に向かっていて、今回は派遣業への転職で早々に挫折してしまったことがうつ状態の一時的な増悪をきたした要因でもあり、それをもってこの2年間の治療を否定すべきではないことを丁寧に説明しました。

そのようにして2年間の治療の妥当性を説明したのですが、当初はセカンドオピニオン希望で初診の予約をとったRさんだったのですが、もう主治医のもとには戻りたくないと転医を強く希望するのです。セカンドオピニオンを依頼したときの主治医の反応に敏感に反応して、突き放されたと感じすぎたのかもしれません。また主治医にも2年間に及ぶ治療過程で醸成された医師患者間の信頼関係に水を差されたような感情が湧いたことも推察されました。

セカンドオピニオンとは、「主治医との良好な関係を保ちながら、複数の医師の意見を聞き自ら納得できる最適な治療を受けるための制度」だというのが理念なのですが、「主治医との良好な関係を保ちながら」ということの実臨床の場での難しさを如実に物語る例だともいえないでしょうか。

医師患者の良好な関係を保ち続けセカンドオピニオンの希望に応えるのが医療者のあるべき姿だと分かっていても、2年間そのような良好な信頼関係を構築し、親身に治療していた患者からの突然のセカンドオピニオン依頼の申し出を受けて主治医の胸のうちに生じた「さざ波」が私には痛いほど理解できました。

精神科セカンドオピニオンでは、他科に比べてとりわけこのようなことが起こりやすいのかもしれません。セカンドオピニオン制度は、もともと癌治療などをめぐる診療から始まったものだといわれています。そもそも癌という診断はたしかか、なるべく早期の手術が必要か、それとも待機手術でよいのか、化学療法が優先されるのか、あるいは手術をせず放置しても予後は変わらないのかなどをめぐってセカンドオピニオン診療が希望されるわけです。いずれにしてもそれは癌診療の比較的早期におこなわれることが多いものです。

しかし精神科診療では早期にセカンドオピニオンが問題になるケースはそう多いものではありません。たとえば初診した精神科医からうつ病と診断されて抗うつ薬が処方されたが納得できないとすぐにセカンドオピニオンを希望する患者はまずいません。別の医療機関への受診を考えるでしょう。以前、セカンドオピニオン希望の方で、自分の主張する診断をつけてくれるまでセカンドオピニオンを何度も繰り返している方を診たことがありますがこうしたひとは例外中の例外だと思いたいところです。

精神科領域でセカンドオピニオンが問題となるのは、半年や1年、あるいはそれ以上通院しているのに一向に良くならない、それどころか自傷行為の回数が増えたりしてかえって悪くなったと本人も家族など周囲も感じるようなときではないでしょうか。そのように比較的長期通院してある程度の医師患者間の信頼関係が構築されているがゆえに、主治医との関係が悪化してしまうことを懸念するのではないかと思うのです。そこまでの信頼関係に達していなくて治療への疑念が強まった場合には、あまり逡巡することはなくさっさと転医を考え、そのための紹介状を依頼するということになるのではないでしょうか。

また気になるのは、Rさんもどの程度セカンドオピニオン制度の理念が理解できていたのでしょうか。「現在の治療に疑問が生じたり、いつまで経っても良くならない場合にはセカンドオピニオン」、ぐらいの認識しかなかったのかもしれません。しかし、それが普通なのでありそれ以上の理解を患者さんの側に求めるのは難しいのが現状ではないかとも思うのです。

さらにはRさんの胸のうちに本来の意味でのセカンドオピニオン希望と転医希望とが微妙に混在していた可能性も否めないように思います。そうした「混在」を主治医が正しく認識した結果、今回の転医へとつながることになったととらえられるのかもしれません。

問題はそのことだけではないようにも思います。セカンドオピニオンの理念を患者側が正しく理解していたとしてもセカンドオピニオンを受ける医師をどのようにして選択するかという大きな問題を避けては通れないからです。この点はどうやって良い医師を選ぶかについてさきほど述べてきたことと同様のことが言えそうです。

大学病院や総合病院やしばしばメディアに登場する有名な医療機関や医師であればいつでも高度で良質な医療が受けられると盲目的に考えてしまうひとが少なくないのかもしれません。そう思いながらもそうした医療機関は敷居が高いので、さしあたりは近所のアクセスの良いメンタルクリニックに通院する人々もいるかもしれません。そうした人々がセカンドオピニオン制度の意義をきちんと理解しないまま、あるいは転医希望の気持ちを潜在させて、客観的に見ても妥当な治療を受けているにもかかわらず安易にセカンドオピニオンを主治医に依頼するようなことがあれば医師患者双方にとって好ましいこととは思われません。

セカンドオピニオンの長所、短所と課題

これまでお話ししてきたことをまとめると次のようになるでしょうか。これからセカンドオピニオンを

受けようと考えている方の参考にしていただければと思います。

■セカンドオピニオンの長所

○現在受けている診断や治療に関する専門家の客観的な医学的意見を聞ける
○現在受けている診断・治療の妥当性が確認でき、安心して治療に専念できる
○診断・治療の見直しが可能となり、改善が早まることになる

■セカンドオピニオンの短所、課題

○セカンドオピニオン料金が高額
○セカンドオピニオン制度の理念が十分に理解されていない
○主治医との関係悪化を懸念してセカンドオピニオン希望を逡巡してしまうひとが多い
○セカンドオピニオンの内容が専門的すぎて理解できない。現在の方針とあまりに異なり混乱してしまうことがある

6 転医の際に注意していただきたいこと

転医を考えるときとは

何よりも、自分が心から信頼できる医師、相性の良い医師を選ぶことが重要なことは言うまでもありません。しかし、そんな医師にいつも出会えるわけではありません。診療に満足できず、どうしても転医を考えたいということもあるでしょう。そんなときであっても、今の主治医に内緒で転医するということは避けていただきたいのです。転医を言い出しにくい気持ちはよく分かりますが、これまでの治療経過について書かれた紹介状がないと適切な治療がおこなえないことがあることに十分に留意してください。ただ1回受診してみて気に入らないからといって、すぐに紹介状を書いてくださいという場合は別であると考えています。1回では治療をしていないのに等しいので紹介状を書く意味はないと考える医師が多いと思います。

ただまれながらも初診の1回のみで紹介状を書くこともあります。最近こんな例を経験しました。

症例　Sさん　55歳女性　主婦

Sさんは、新幹線で数時間かかる遠方から来られた方でした。もともとは至って元気者だったといいます。テレビのモーニングショーでうつ病治療の話をする私の姿をたまたまご覧になり感銘を受けたとのことですが、東京の知り合いでうつ病で困ったひとがいたら紹介しようと思ってメモしておいたといいます。その当時は元気が溢れていたSさんは、「まさか自分がこうやって先生の前に座る日が来るとは思わなかった」というのです。

そんなSさんが激変したのは、新型コロナウイルスに感染したあとのことです。当時は第7波のピークでした。やっとのことでいくつかの医療機関を受診しようとしたのですが、いずれも満足に診療も受けられず、症状も比較的重かったこともあり、とてもつらい思いをしたのです。2週間ほどでコロナの急性期症状がやっと改善したあとも倦怠感、味覚障害、抑うつ気分、不安などの後遺症状も重く、一時は首吊り自死も何度も考えたほどでした。数か月して少し改善の兆しが出てきたので藁をもすがる気持ちではるばる遠方より私のところまでやってきたというのです。

じっくりお話しを伺いました。そしてこれまでの労苦を労ったのです。コロナ後遺症（Long Covid-19）としてのうつ病でした。うつ病の説明も十分にしました。これまでコロナ後遺症のうつ病の方を何人も寛解に導いたお話しもしました。しかし新幹線で数時間もかかる遠方からの通院を続けることはどう考えても現実的とは思えませんでした。

今回のコロナ感染で、Sさんはご自身が長年暮らす地方の中核都市の医療機関への不信感をすっかり強めてしまったらしいのです。それでわざわざ東京赤坂の私のクリニックまで来ているわけですが、どうしたものか、少し考えあぐねました。するとSさんが暮らすその都市で信頼できる精神科医の顔がふと浮かんだのです。しかしそのお名前がなかなか浮かびません。思い出したのはその精神科医が診療されている地域名だけでした。それを頼りにSさんと一緒にネットで検索したのです。ほどなく見つかりました。A診療所のA医師でした。

「あの先生なら自分も尊敬もし、信頼しているひとだから絶対に大丈夫」と、紹介状をお書きしたのです。なんとそのA診療所はSさんの家から歩いてわずか数分のところにありました。そして何度も前を通っているというではないですか。ずいぶん遠回りをさせることになってしまいましたが、首吊り自死まで真剣に考えたSさんが笑顔でクリニックをあとにする姿を見送ったのです。

その後、A医師からは丁寧な返信が届きました。Sさんが無事受診され、うつ状態は改善傾向にあるとのことでした。さらに数か月後には、Sさんがほぼ寛解状態となって経過順調だとの報告もA医師から受けました。そしてSさんは私に大変感謝されているとのことでした。

Sさんは、初回の受診で紹介状をお書きした数少ない例ですが、ひとの縁に感銘を受け感謝する忘れ得ぬ例となったのです。

転医はせいぜい2回まで

あまりに頻繁に医師を変えるのは好ましくないことも忘れないでください。ドクターショッピングなどといわれることもありますが、1～2か月という短期間で転医を繰り返しているひとを時に見かけることがあります。治療の効果が出ているのかどうかも分からないうちに転医を繰り返し、その都度違う治療を受けるようなことでは、病状は安定しません。さまざまな理由で転医する場合であっても、転医はせいぜい2回までと心得てください。

予防編

―もう「うつ」にはなりたくない、どうしたらよいのか―

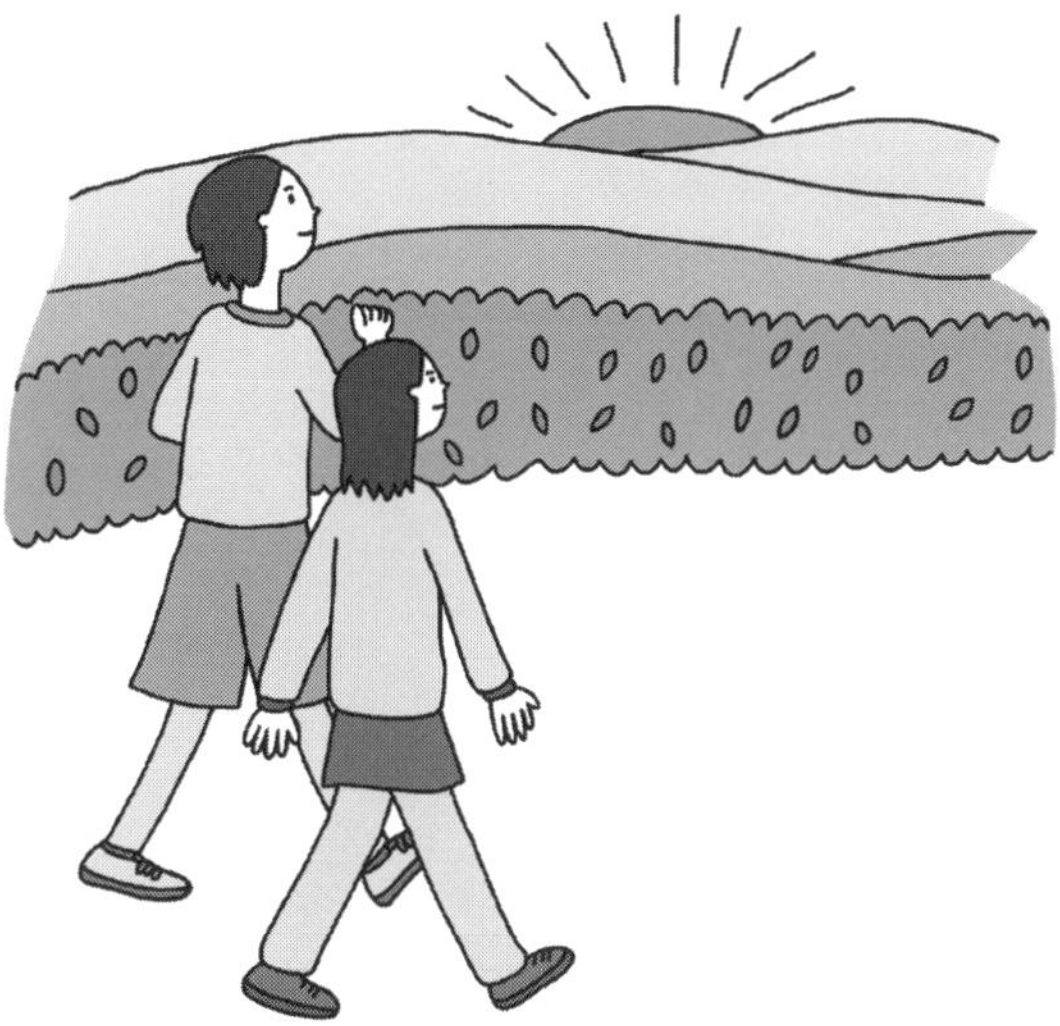

1 より良い睡眠はうつ病予防の第一歩

不眠は万病のもと

うつ病と不眠とは切っても切れない関係にあります。不眠あるいは不眠と逆にいくら寝ても寝足りない過眠などの睡眠障害はうつ病にほぼ必発の症状です。一方、不眠がうつ病を発症する要因になることも分かっています。つまりうつ病と不眠は双方向性に相手を誘発し悪化させるものなのです。

不眠によって生じるのはうつ病だけではありません。**図7**に示されていますように睡眠不足や不眠症は循環器疾患や糖尿病、そして高血圧、高脂血症などの生活習慣病の発病にも深く関与しています。ひいては生命予後に悪い影響を与えることも指摘されています。さらには認知症の発症のひとつの要因となりうることも示唆されています。それこそ睡眠不足や不眠症は万病のもとと言っても過言ではないかもしれません。

なお不眠症とは、夜間眠りたいのに眠れず不眠症状のために心身の不調が生じて日常生活に支障（日中の強い眠気、疲労感、倦怠感、記憶力や能率の低下、ミスや事故の多発など）が生じる病気です。こうした症状が週に3日以上かつ3か月以上続くと慢性不眠症と診断されることになります。成人の約10％がこ

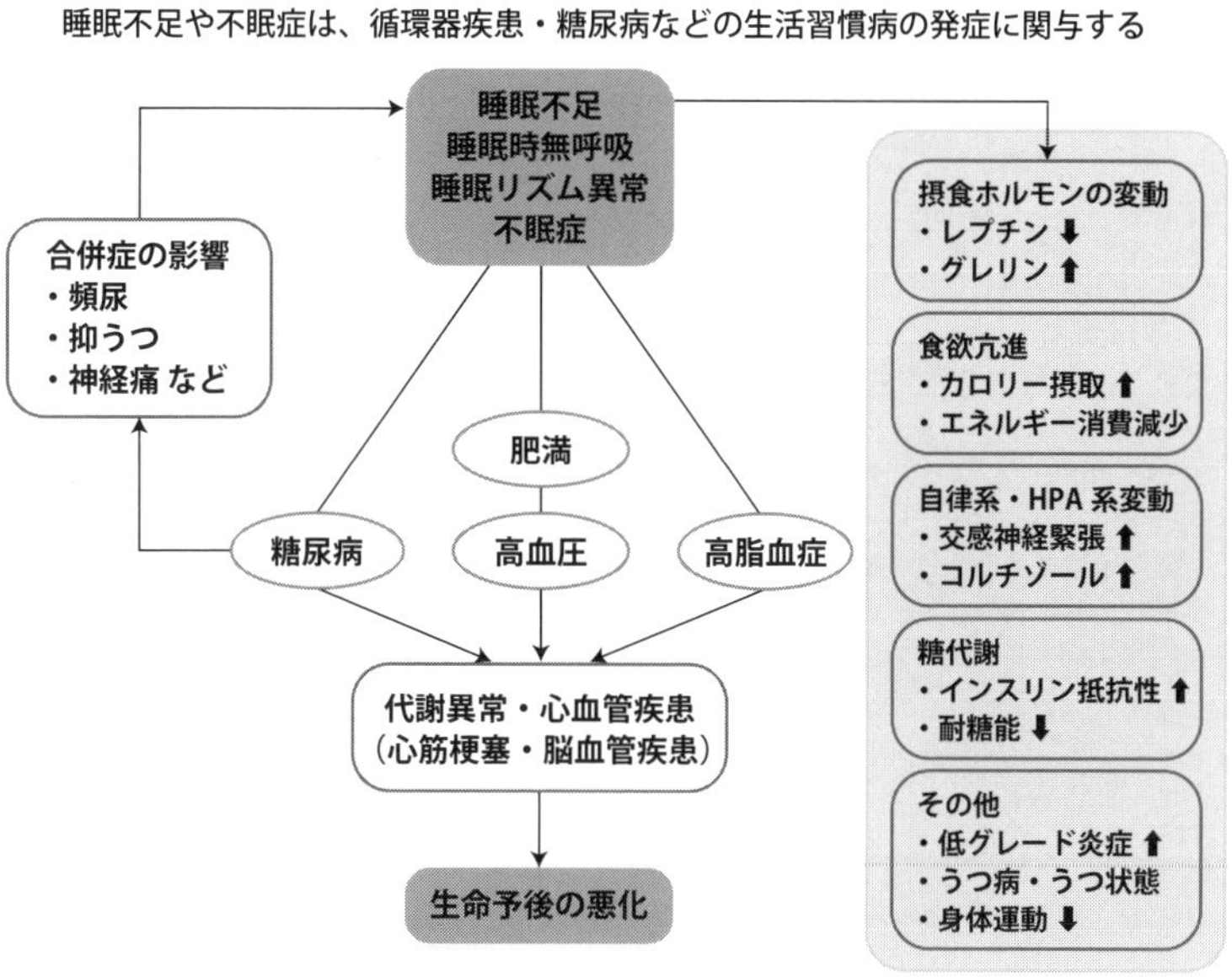

図 7　不眠症と生活習慣病の関係

三島和夫：睡眠薬の適正使用・休薬ガイドライン，P14, じほう（2014）より

うした状態であることが推測されています。こうした状態になると自然に回復することは少ないといわれています。何らかの治療が必要となるわけです。

なお不眠だからといってすぐに不眠症と診断されるわけではありません。不眠をきたす疾患としてはうつ病をはじめとして睡眠時無呼吸症候群やむずむず脚症候群などさまざまなものがあります。**図8**に示されるようにそれらがすべて否定されて初めて不眠症と診断されるのです。不眠症というと診断は簡単だと思いがちですが、実はそうではないのです。

睡眠ほど私たちの日々の生活に密着していることは他にはあまりないのですが、逆にあまりに身近なことのためなのか「睡眠を科学する」機会があまりないのも現状かと思います。したがって睡眠に対する誤解もまだまだ多くのひとが持っているのではないで

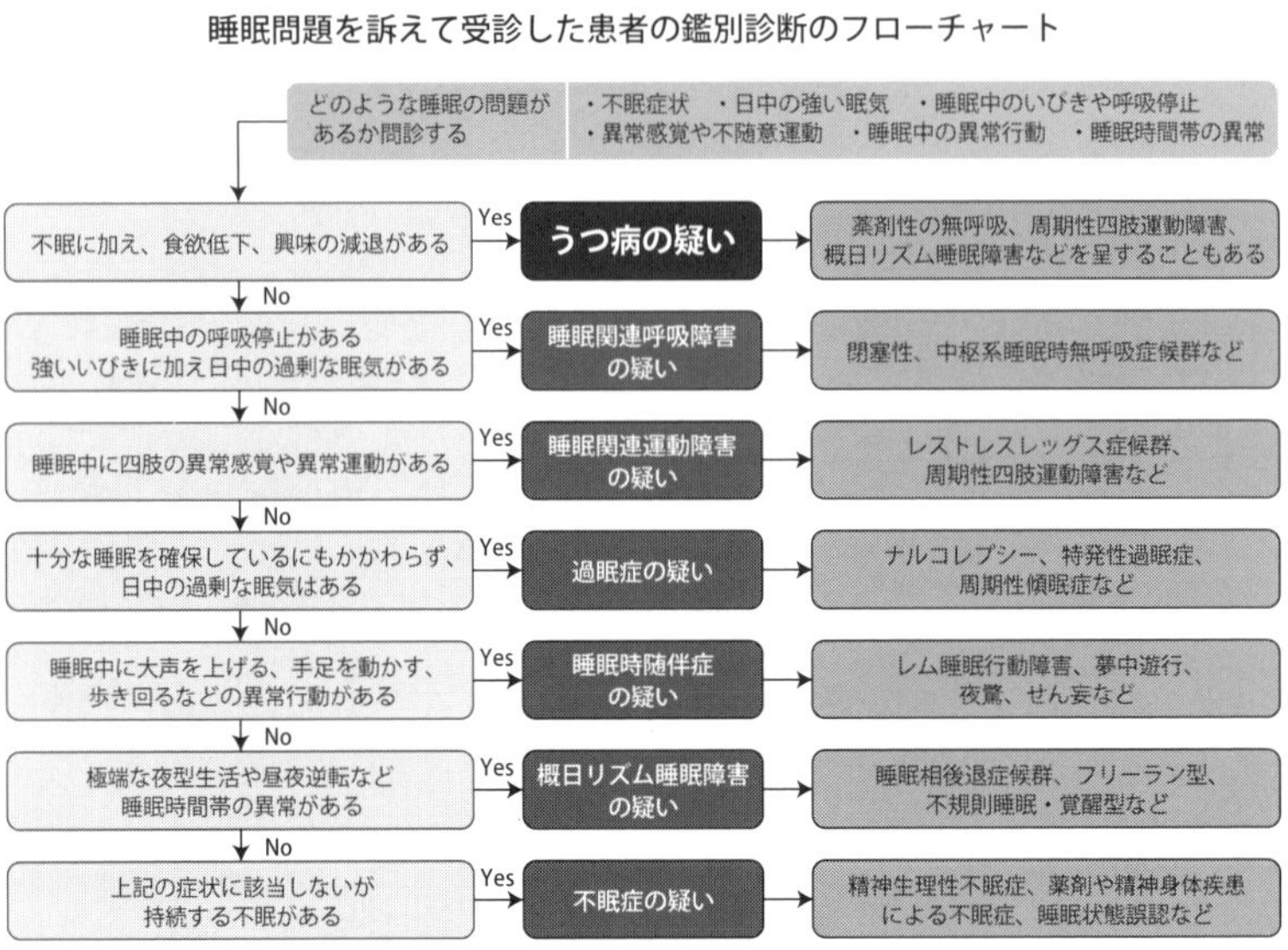

図 8　睡眠障害の診断フローチャート

睡眠障害医療における政策医療ネットワーク構築のための医療機関連携のガイドライン作成に関する研究班：睡眠障害医療における政策医療ネットワーク構築のための医療機関連携のガイドライン . 睡眠医療 2008; 2（3）：261-336. を改変

しょうか。まず次に挙げた設問（**表10**）をご覧ください。このうち正しいものはどれでしょうか。

この章では、コロナ禍に負けずにより良い睡眠をとりうつ病を予防するための方策について皆さんと一緒に考えていきたいと思いますが、最後までお読みいただければこの設問への解答がお分かりになろうかと思います。

表 10　以下のうち正しいのはどれか？

1. 睡眠時間は長ければ長いほどよい
2. 眠れない時は、眼を閉じて横になっているだけで休まる
3. 平日の睡眠不足は休日の寝だめで取り戻せる
4. 不眠傾向のひとはなるべく早く床に就いたほうがよい
5. 遅寝遅起きのひと（夜型人間）は早寝早起き（朝型人間）に変えるべきである
6. 寝酒の方が睡眠薬で寝るよりも健康的である
7. 不眠症の診断は簡単だ

より良い睡眠をとるための16カ条

1. 定期的な運動

なるべく定期的に運動しましょう。適度な有酸素運動をすれば寝つきやすくなり、睡眠が深くなるでしょう。しかし、自分は運動不足だと自覚されているひとも多いのではないでしょうか。フィットネスジムなどに通って運動をするのももちろん良いのですが、そこまでしなくても天気の良いときなど朝早く起きて朝日を浴びての早朝ウォーキングや早朝スロージョギングなどは、手ごろではないでしょうか。朝日を浴びることにより睡眠覚醒リズムが整うことにもなり理想的な不眠解消法ともいえます。

2. 就寝前の入浴でからだをあたためる

運動に加えて入眠2時間前ごろの入浴が

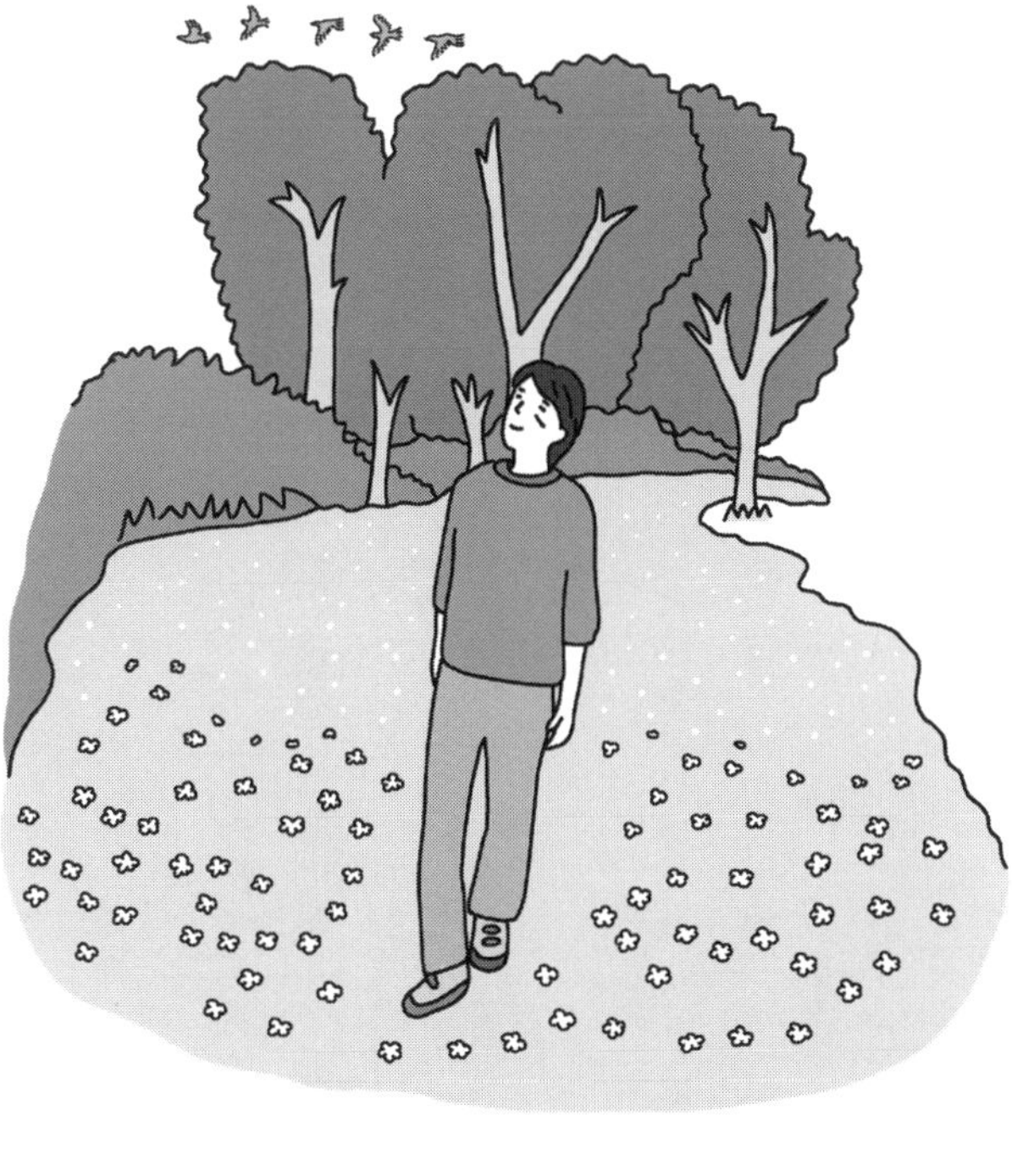

睡眠の質を高めます。あまり熱さを感じない40℃程度のお湯の湯舟にゆったりとつかるのが良いとされています。深部体温を一度上げてから、風呂上りに深部体温が下がることで眠気が誘発されるのです。

3. 寝室環境

快適な就寝環境のもとでは、夜中の目覚めは減るでしょう。音対策のためにじゅうたんを敷く、ドアをきっちり閉める、遮光カーテンを用いるなどの対策も手助けとなります。寝室を快適な温度に保ちましょう。暑すぎたり寒すぎたりすれば、睡眠の妨げとなります。またムードミュージックやヒーリングミュージック、アダージョ系のクラシック音楽などが静かに流れるような環境も良いですね。

4. 規則正しい食生活

規則正しい食生活をして、空腹のまま寝ないようにしましょう。空腹で寝ると睡眠は妨げられます。睡眠前に軽食(特に炭水化物)を摂ると睡眠の助けになることがあります。といっても、脂っこいものや胃もたれする食べ物を就寝前に摂るのは避けましょう。ただし睡眠導入剤のうちレンボレキサント(商品名デエビゴ)を服用する場合は、なるべく空腹の状態で服用しないと十分な効果が現れないので注意が必要です。

5. 就寝前の水分

就寝前に水分を摂りすぎないようにしましょう。夜中のトイレ回数が増えます。脳梗塞や狭心症などの血液循環に問題のある方は主治医の指示に従ってください。

6. 就寝前のカフェイン

就寝予定時間の4時間前からはカフェインの入ったものは摂らないようにしましょう。カフェインの入った飲料や食べ物(例:日本茶、コーヒー、紅茶、コーラ、チョコレートなど)を摂ると、寝つきにくくなったり、夜中に目が覚めやすくなったり、睡眠が浅くなったりします。

7. 就寝前の飲酒は控える

眠るための飲酒、つまり寝酒は逆効果です。たしかにアルコールを飲むと一時的に寝つきが良くなるのですが、その効果も徐々に弱まり、夜中に目が覚めやすくなります。深い眠りも減ってしまいます。悪化した眠りを良くしようと寝酒の飲酒量が増えることにもなってしまい、場合によってはアルコール依存症へとつながってしまうこともあります。

睡眠薬と聞くと怖い危険な薬だと思うひとがとても多いように思います。著名人が自殺未遂されたときなどに、日頃から睡眠薬を常用していたということが知れると変に納得してしまう方もいるようです。不眠について十分に診察して「より良い睡眠をとるための16カ条」のあらましを説明したうえで、それでは睡眠薬を処方しましょうと言うと、「先生、睡眠薬はちょっと…、睡眠導入剤なら飲んでもいいかと思うんですけど」としばしば言われます。睡眠導入剤も睡眠薬なのですが、睡眠導入剤は軽めの比較的安全な薬で(危険な)睡眠薬とは違うと自分に言い聞かせようとされているように感じることがよくあります。

そうした睡眠薬という怖い薬を飲むぐらいなら寝酒のほうが自然で安全だと思われるひとが多いようです。初めのうちは入眠が多少良くなることもあるかもしれませんが、睡眠そのものが改善されるどころか睡眠は浅くなり中途覚醒も増えるなどして次第に睡眠の質は悪化してしまうのです。少々くどいようですが、挙句のはてにはアルコール依存症になってしまうという危険も潜んでいることを忘れないでください。

8．就寝前の喫煙

夜は喫煙を避けましょう。ニコチンには精神刺激作用があります。つまり喫煙は入眠の妨げになるのです。

9．寝床での考え事

昼間の悩みを寝床に持っていかないようにしましょう。自分が今抱えている問題に取り組んであれこれ考えたり、翌日の行動について計画したりするのは翌日にしましょう。心配した状態では、寝つくのが難しくなり寝ても浅い眠りになってしまいます。そう言っても寝床で何も考えないでいるというのも難しいかもしれません。そんなときには以前の楽しかった出来事、たとえば楽しかった旅行などを再体験するつもりで出発の場面から逐一思い起こしてみてはどうでしょうか。楽しい気持ちが甦るなかいつの間にか眠りに落ちていることでしょう。

10．眠くなってから寝床に就く

不眠気味なため翌日への影響を考えて、ともかく早く寝ようと頑張るひとが少なくありません。それで20時から21時ごろに早々とふとんに入ろうとされる方もおられます。しかし早寝をしても不眠は良くなりません。寝つきに時間がかかったり、やっと寝ついたと思っても何度も途中で目が覚めることになって、かえって不眠が悪化することになりかねません。それは**図9**に示されるように、睡眠圧というものが十分に高まっていない入眠禁止ゾーン（19時～22時）に無理矢理寝ようとしているからなのです。

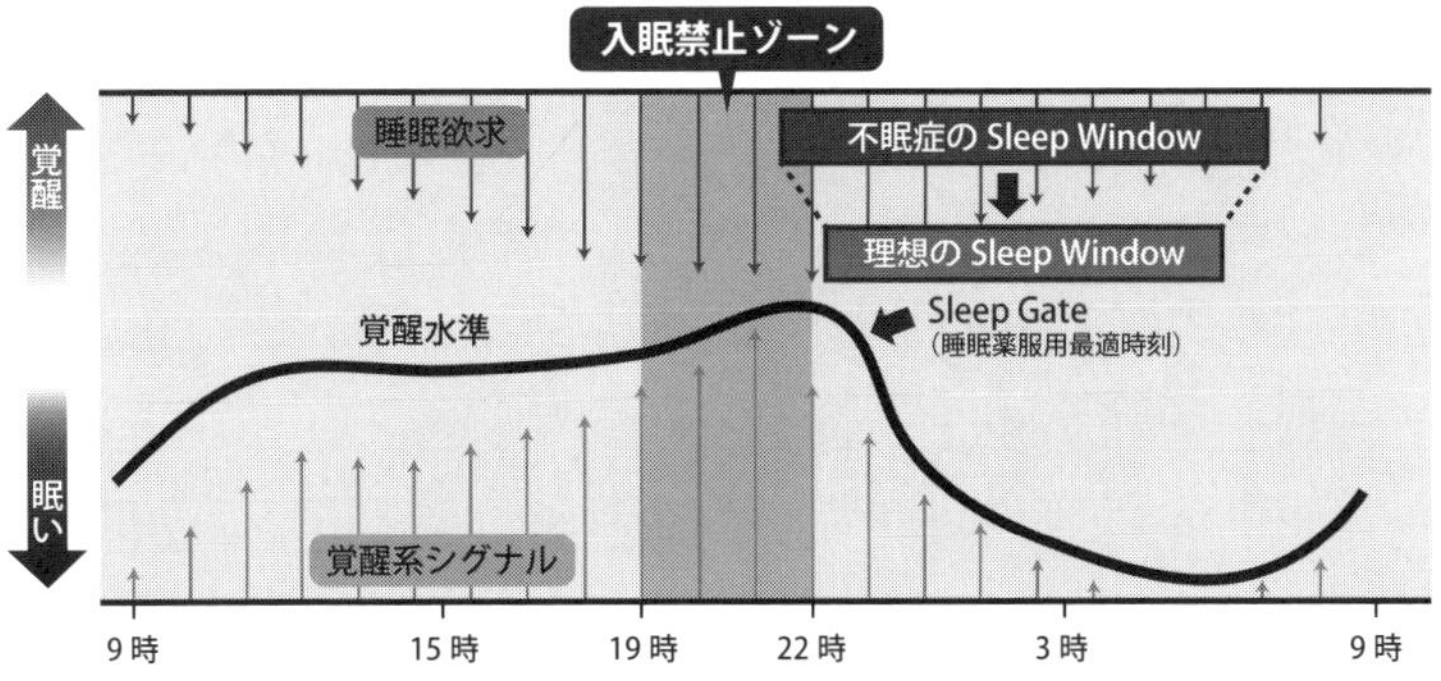

図9　入眠禁止ゾーンとは？
三島和夫：睡眠薬の適正使用・休薬ガイドライン，P8，じほう（2014）より一部改変

11．眠れないときには寝室から出る

寝床のなかで眠れずに悶々と過ごす時間が長いと緊張や焦りにつながり、さらなる不眠をもたらすことになりかねません。30分ほどしても眠れないときには、思い切ってふとんや寝室から出てリラックスするようにしてみましょう。眠れないときは横になっているだけで休まると思いたいのですが、肉体的にはある程度の休息になるのは事実ですが、本来の睡眠の役割である脳の休息、神経の修復、記憶の定着などには貢献しないので脳は休まらないのです。

12．起床時間をなるべく一定にする

就寝時刻にこだわりすぎず、眠くなってから床に就くこととならんで重要なことは朝起きる時間をなるべく一定にすることです。眠りが浅いときは、むしろ遅寝・早起きにすることを考えても良いかもしれません。早起きは三文の徳と古来からいわれているとおりだと思いますが、すべてのひとが朝型人間になる必要があるわけではありません。

朝型と夜型は遺伝子的に規定されている部分もあるので無理に夜型から朝型に変えることでかえって心身の不調をきたすことも

睡眠・覚醒リズム表

睡眠・覚醒リズム表

氏名	
記入者	

年	月

	(午前) 0	2	4	6	8	10	(午後) 0	2	4	6	8	10	12	気分 -2	-1	0	1	2	日常行動
1日 ( )																			
2日 ( )																			
3日 ( )																			
4日 ( )																			
5日 ( )																			
6日 ( )																			
7日 ( )																			
8日 ( )																			
9日 ( )																			
10日 ( )																			
11日 ( )																			
12日 ( )																			
13日 ( )																			
14日 ( )																			
15日 ( )																			
16日 ( )																			
17日 ( )																			
18日 ( )																			
19日 ( )																			
20日 ( )																			
21日 ( )																			
22日 ( )																			
23日 ( )																			
24日 ( )																			
25日 ( )																			
26日 ( )																			
27日 ( )																			
28日 ( )																			
29日 ( )																			
30日 ( )																			
31日 ( )																			

床についていた時間帯:

眠前薬を飲んだ時間： X

眠りの状態　ぐっすり眠った　うとうとしていた　眠らずに床についていた　床についていなかった

気分の状態：（+2）絶好調，（+1）好調，（0）普通，（-1）少し悪い，（-2）ひどく悪い　○

外出した時間帯:

日常行動：　日常生活の行動を記載して下さい。（たとえば「図書館に行った」など）

記入者一注：以下の目的で、気分と日常行動の項目はご本人以外のご家族にもつけてもらう場合があります。

1．主観と客観のずれを確認する。

2．ご本人が、他者の評価を受け入れる手助けにする。

(02/04/2012version)

あるのです。

起床時間が一定になっているか、あるいはそもそも自分の睡眠リズムがどのようなパターンなのかを知るために睡眠リズム表をつける習慣もお勧めしたいと思います。睡眠リズムを適切に保つことはうつ病や双極性障害の治療や予防法としても重要な手段となるのです。

なお、この睡眠・覚醒リズム表は、双極性障害の箇所（156頁）でご紹介した日本うつ病学会ホームページからダウンロードできますのでご活用ください。

13. 起床後に光を浴びる

起床後に日の光にあたるようにしましょう。そのことで体内時計がリセットされて、睡眠覚醒リズムが前進して、より良い眠りにつながるのです。

天気の良い時など朝早く起きて朝日を浴びての早朝ウォーキングや早朝ジョギングは適切な運動も兼ねることになり理想的な不眠解消法ともいえます。ただ朝から家を出て運動などどうしても気が進まないという方も少なくないでしょう。

そうした場合は、家のなかで朝日を浴びやすい環境にいられるひとは良いのですが、日当たりがあまり良くない部屋にお住いのひともおられることでしょう。そんなときにお勧めしたいのは、毎年日照時間が短くなる秋冬にうつ病を繰り返す季節性感情障害の有効な治療法として以前ご紹介した高照度光療法器を使うことです。そして午前中の早めの時間に1時間程度高照度光が目に入るようにして浴びるのです。そうすることで睡眠覚醒リズムが整うことが期待されるのです。

睡眠覚醒リズムを保つことは双極性障害の再発予防にとっても大切なことです。睡眠覚醒リズム障害

平均的な睡眠時間は加齢とともに減少します。

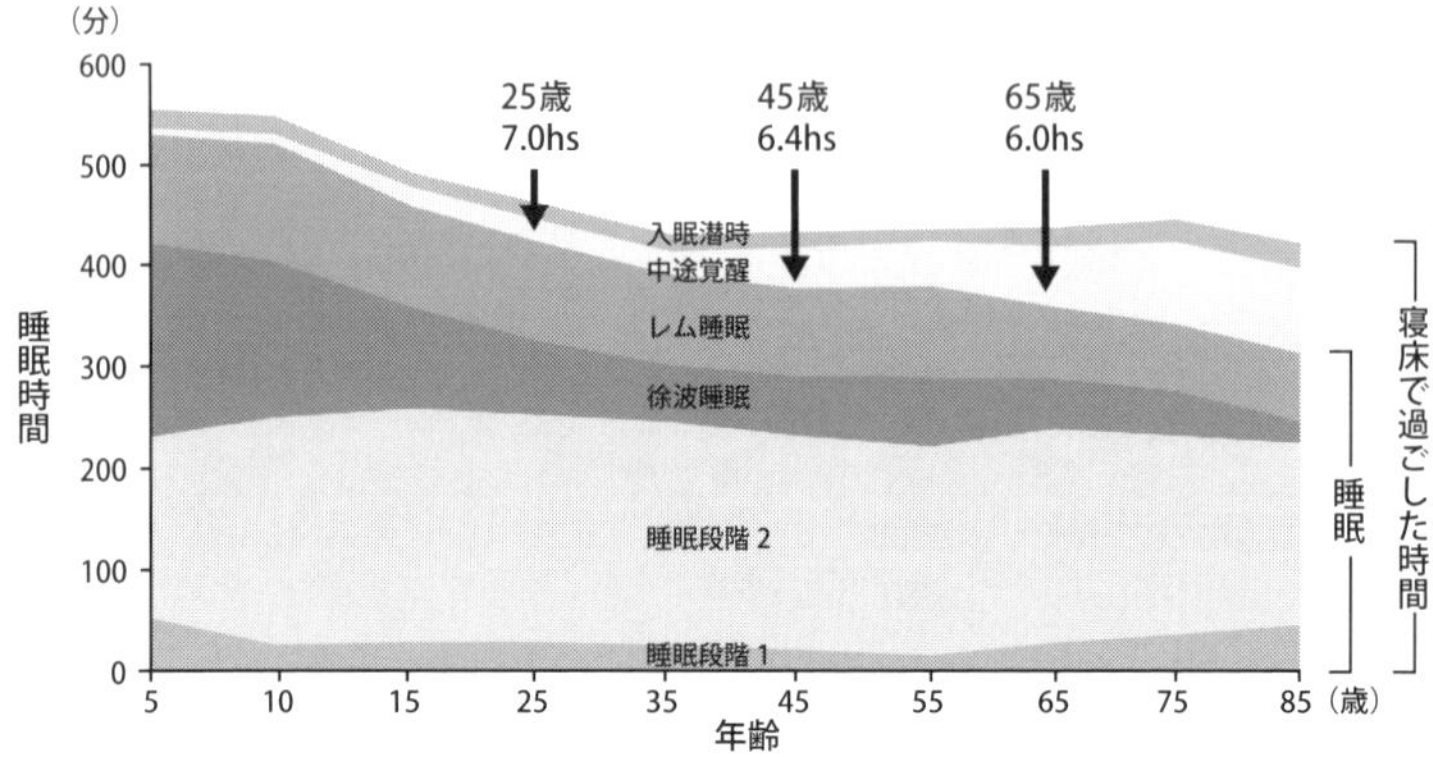

図 10　健康人の夜間睡眠時間の加齢による変化

方法：年齢層ごとの睡眠パターンと、入眠潜時（入眠までの時間）、睡眠段階、REM 睡眠の割合が年齢により変化するかどうかを調べるため、65 の研究（対象年齢 5 歳以上で健康な人、終夜睡眠ポリグラフ検査またはアクチグラフ検査を行って測定したデータがある、数値で示されたデータがある、1960 ～ 2003 年の出版を条件に検索）を抽出してメタアナリシスを行った。

Ohayon MM et al. *Sleep* 2004; 27(7): 1255-1273. より改変

を併発する双極性障害の方にこの高照度光療法が劇的に奏功した例については以前お話ししました。「光」のメンタルヘルスにもたらす素晴らしい効能にはいまさらながら感心するばかりです。

14. 昼寝は効果的だが、30分以内に

午前中の仕事を終えてランチを摂ったあとなどしばしば眠くなるものです。そんなとき無理に仕事を続けても能率も上がりません。思い切って昼寝することでその後の仕事の能率が上がることもあります。しかし長すぎる昼寝は睡眠リズムを混乱させ夜間の不眠を助長します。どうしても昼寝したいときは15時までに30分以内とすることが推奨されています。

15. 睡眠時間にこだわりすぎないこと

このことも大事です。万人に共通で必要な睡眠時間というものはありません。個人個人で最

適な睡眠時間は異なります。また図10に示されているように年齢とともに睡眠時間は短くなることも知られています。睡眠時間は短すぎても、長すぎても生命予後を不良にすることが知られています。長時間寝ればよいというものでもないのです。

また休日に長時間寝る寝だめをして多忙な平日の睡眠不足を補おうとしがちです。しかし、睡眠は蓄えておくことはできません。せいぜい平日の睡眠負債を返そうとしているだけなのです。さらには日曜日などの休日に長時間寝てしまうこと、特に昼寝を長時間することなどでそれまでの睡眠覚醒リズムが崩れてしまい、一過性にせよ昼夜逆転のようになってしまいます。そうなると休日の夜の睡眠が十分にとれず、月曜日などの休み明けの朝の不調をきたす原因にもなってしまうことが懸念されます。毎週休み明けに不調になるひとが少なくないのですが、その原因は休日の不適切な「寝だめ」にあるのかもしれません。

16. 睡眠薬は医師の適切な処方、指導のもと服用すること

このことは言うまでもないことです。そしていずれは睡眠薬なしで眠れるようになることを目指したいものです。睡眠薬は怖い薬と思いこんでいるひともいるかもしれません。そういう怖い薬を飲むよりは好きな寝酒で寝入ったほうが健康的だと思うひとも少なくないような気がします。しかし寝酒で寝ようとすることの問題点は7でお話しした通りです。

睡眠薬はその作用機序からは図11のように分類することができます。さらにその作用発現持続時間、半減期時間なども考慮すると表11のように分類することができます。

まず作用機序による分類に関してですが、睡眠薬には従来のベンゾジアゼピン系の睡眠薬と新規の睡眠

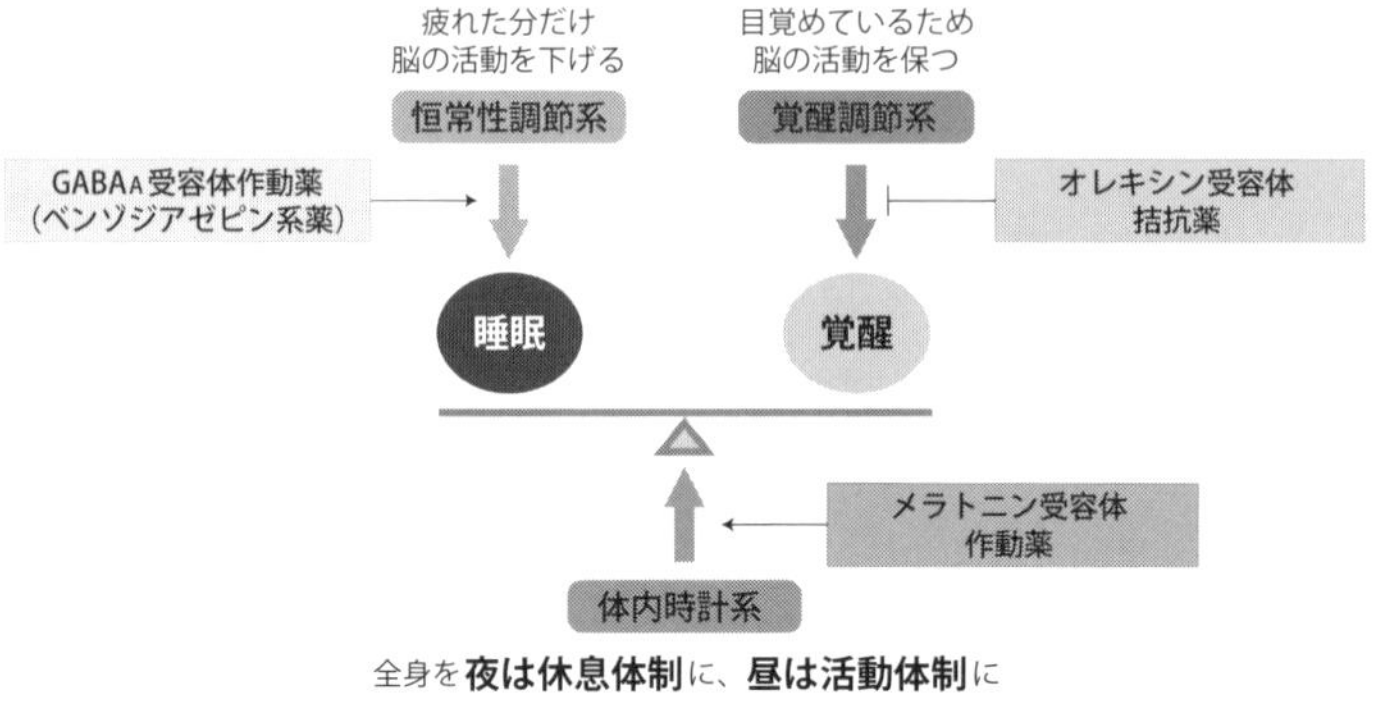

図 11　睡眠と覚醒を調節するシステムと各睡眠薬の位置づけ

睡眠と覚醒のコントロールに関係するシステムは 3 つにまとめられる。睡眠と覚醒の 24 時間のなかでのタイミングは体内時計により決められる。メラトニン受容体作動薬は、体内時計に働きかけ覚醒から睡眠へのタイミングの切り替えに作用し睡眠をもたらす。

内山　真：Mebio,29,3,97-103,2012.（一部改変）

表 11　主要な不眠症治療薬一覧

各薬剤添付文書をもとに作成（2021 年 2 月現在）

種類	分類	薬剤名	効能・効果	規制区分※
オレキシン受容体拮抗薬		スボレキサント（ベルソムラ®）	不眠症	習 処
		レンボレキサント（デエビゴ®）	不眠症	習 処
メラトニン受容体作動薬		ラメルテオン（ロゼレム®）	不眠症における入眠困難の改善	処
ベンゾジアゼピン受容体作動薬	超短時間作用型	ゾルピデム酒石酸塩（マイスリー®）	不眠症（統合失調症及び躁うつ病に伴う不眠症は除く）	向 習 処
		ゾピクロン（アモバン®）	不眠症、麻酔前投薬	向 習 処
		エスゾピクロン（ルネスタ®）	不眠症	習 処
		トリアゾラム（ハルシオン®）	不眠症、麻酔前投薬	向 習 処
	短時間作用型	エチゾラム（デパス®）	神経症における不安・緊張・抑うつ・神経衰弱症状・睡眠障害、うつ病における不安・緊張・睡眠障害、心身症（高血圧症、胃・十二指腸潰瘍）における身体症候ならびに不安・緊張・抑うつ・睡眠障害、統合失調症における睡眠障害、下記疾患における不安・緊張・抑うつおよび筋緊張　頸椎症、腰痛症、筋収縮性頭痛	向 処
		ブロチゾラム（レンドルミン®）	不眠症、麻酔前投薬	向 習 処
		リルマザホン塩酸塩水和物（リスミー®）	不眠症、麻酔前投薬	習 処
		ロルメタゼパム（エバミール®/ロラメット®）	不眠症	向 習 処
	中間作用型	フルニトラゼパム（サイレース®）	不眠症、麻酔前投薬	向 習 処
		エスタゾラム（ユーロジン®）	不眠症、麻酔前投薬	向 習 処
		ニトラゼパム（ベンザリン®/ネルボン®）	不眠症、麻酔前投薬、異型小発作群：点頭てんかん、ミオクロヌス発作、失立発作等　焦点性発作：焦点性痙攣発作、精神運動発作、自律神経発作等	向 習 処
		クアゼパム（ドラール®）	不眠症、麻酔前投薬	向 習 処
	長時間作用型	フルラゼパム塩酸塩（ダルメート®）	不眠症、麻酔前投薬	向 習 処
		ハロキサゾラム（ソメリン®）	不眠症	向 習 処

※ 規制区分　向：向精神薬　習：習慣性医薬品　処：処方箋医薬品

薬があります。ベンゾジアゼピン系の睡眠薬はＧＡＢＡ受容体作動薬ともよばれ、脳の活動性を低下させるいわば麻酔薬のようなものといってもよいかもしれません。強制的に眠気を生じさせようとするものです。

この種類の薬の問題点は、耐性と依存性を生じやすいことです。つまり同じ量を続けているとそれだけでは十分な効果が得られなくなる耐性です。お酒が弱かったひとも無理して飲み続けているとだんだん強くなり、少々のお酒では酔わなくなるのと同じです。そして効果を期待してだんだんと服薬用量が増えていくことにもなりかねませんし、その薬がないと眠れなくなり、何が何でも飲み続けたくなるという依存性を生じることにもなります。

ベンゾジアゼピン系の睡眠薬は、そうした耐性・依存性以外にも問題があります。そのひとつは、数年という長期間にわたって連用していると認知症の発症に影響してしまう可能性が否定できないことです。またそうした長期の連用でなくても、ベンゾジアゼピン系の睡眠薬が筋弛緩作用を有することから絶えずふらつき・転倒・骨折の危険性を孕むことを忘れてはいけないのです。夜中に目が覚めてトイレに行くときなど特にその危険性が高まることになります。

なお睡眠薬のなかには非ベンゾジアゼピン系とよばれるもの（商品名マイスリー、アモバン、ルネスタ）があります。一見ベンゾジアゼピン系でないような印象を持ちますが、これは構造的にベンゾジアゼピン骨格を持っていないだけでＧＡＢＡ受容体作動薬であることに変わりなく、作用機序的にはベンゾジアゼピン系の睡眠薬と同じなのです。

一方、新規睡眠薬のひとつはメラトニン系受容体に作動して、睡眠のリズムを整えることでより良い睡眠がとれるようにするものです。ただしこれだけでよく眠れるようになる不眠症のひとはそう多くはないような印象を私は持っています。

もうひとつの新規睡眠薬はオレキシン受容体拮抗薬です。これは覚醒を保つオレキシンという神経伝達物質がその受容体に作動するのをブロックすることで睡眠を誘発するもので、スボレキサント(ベルソムラ)とレンボレキサント(デエビゴ)があります。従来のベンゾジアゼピン系の睡眠薬に比べれば耐性・依存性ともに問題になることが少ないといわれています。

したがって、これからの不眠症の治療やうつ病などの不眠症状への対応としては、これまで詳しくお話ししてきた「より良い睡眠をとるための16カ条」の内容をきちんと実行したうえで、それだけでは良眠できない場合に限りオレキシン受容体拮抗薬を慎重に使うことが不眠の薬物療法の主流になりつつあります。ただベンゾジアゼピン系の睡眠薬であってもさきほどお話しした非ベンゾジアゼピン系とされるものには耐性・依存性や転倒・骨折のリスクがわずかながら改善されているものもあり、何が何でも不眠の薬物療法はオレキシン受容体拮抗薬に限るというわけではありません。

また従来のベンゾジアゼピン系の睡眠薬にしても新規の睡眠薬にしても、重要なことは、漫然と飲み続けるのではなく、せいぜい数か月以内には中止を考えるというように必ず出口の見える治療とすることです。つまり眠れることだけを目指す治療から止められる治療へと大きくパラダイムシフトすることが現代の不眠の薬物療法のもっとも重要な課題となっているのです。

睡眠を制する者は人生を制する

　ここまで読まれた方はもうお分かりだと思いますが、初めに挙げた7つの設問はいずれも誤りでした。皆さんは正解できましたでしょうか？

　人生の3分の1はなんと睡眠時間なのです。したがって「睡眠を制する者は人生を制する」と言っても過言ではないと思うのです。ここまでお話ししたことがより良き睡眠につながり、ひいてはうつ病の予防の一助となれば嬉しく思います。

2

あなたもすぐに実践できるストレスを減らす方法

とっておきのストレスケアの方法をお伝えします

自分はストレスとは無縁な生活を送っているというひとは、おそらくきわめて少数派だと思います。ましてこのコロナ禍の時代、ストレスは増すばかりだというひとも少なくないのではないでしょうか。そこで『心の危機と民族文化療法』（中公新書1992）で布施豊正先生が提唱している「ストレスを減らす方法」（**表12**）を参照したうえで、私が日頃考え、そして実践しているストレスケアの方法をご紹介して、皆さんと一緒に考えていきたいと思います。

■「**自分の能力の限界を知って、高望み、背伸びしない**」

時には、自分の限界に挑戦して背伸びすることも大事ですが、いつもいつもそうしているとじきに疲れ切ってしまいます。だからといって決して諦めろということではありません。自分の能力を過小評価してはいけません。伸ばせるところは伸ばしていくことはもちろん大事です。能力の限界内で最大限の努力をすることを怠ってはいけませんが、自分の能力の限界を正しく知り、受け入れ、その範囲内でゆとりをもって人生を楽しむことも実はとても重要なことだと思います。

■「笑う習慣、ユーモアを養っておく」

「笑う角には福来たる」とはよくいったものです。笑うことがストレス解消につながるだけでなく免疫力も高めることが知られています。医療場面での貢献を目指して「笑い療法士」という資格を持ったひとたち

表12　ストレスを減らす方法

布施豊正「心の危機と民族文化療法」（中公新書 1992）（P.66-68）をもとに著者作成

1. 自分の能力の限界を知って、高望み・背伸びしない
2. 笑う習慣、ユーモアを養う
3. 悩みを人にうち明ける習慣をつける（相手は複数に、ひとりだと相手も大変）
4. イライラする状況（ 待たされる、渋滞）でも、 楽しく過ごせる工夫を
5. 人間関係では現状をある程度容認し、あるがままの姿で受け入れる習慣と心の姿勢を（ 頑固な上司、気難しい同僚、能率の悪い部下など ）（ 他人の言動や習性をコントロールできないという事実を認識する）
6. 人間関係、人生上の出来事すべてにおいて楽観的に受けとめる習慣をつける
7. たくさんのことを一度にしようとしない（心と身体に余裕を残す習慣を ）
8. 少なくとも数人の人と温かい人間関係をつくる（ 孤立するのを避ける ）
9. ささいなことにこだわらず、勝ち目のない口論、対決はせず妥協する
10. コーヒー、カフェインなど神経をいらだたせるものをとりすぎない
11. ストレス状態に直面したら、この状態はコントロールできるというイメージトレーニングの習慣をつける
12. むしゃくしゃするときは、散歩、ジョギング、庭いじりなど適度に身体を使う運動をする
13. ストレスの強いときに呼吸法でストレスを減らす（ ゆっくり鼻から深呼吸し、5 秒ほど止めて、口からゆっくりと吐き出すのを 5 回から 10 回）
14. 1日 15 分から 20 分、目をつぶって自分の好きなソフトな音楽を聴く習慣をつける

もいるぐらいです。たとえ深刻な事態であっても、最低限のユーモアは失わない努力をしたいですね。

また「笑いヨガ」が心身に良い影響を与えることも知られています。ところで、ヨガについては何となく知っていても、「ラフターヨガ（笑いヨガ）」とは聞きなれないのではないでしょうか。笑いとヨガの呼吸法を組み合わせた笑い体操なのです。ヨガといっても難しいポーズをとる必要はありません。「ただ笑うだけ」の体操なのですが、おかしくもないのにただ笑うなんてできないとか、そんな無理して笑って何の意味があるのかと思われる方も少なくないでしょう。しかし、笑うことで多くの新しい酸素を自然に体に取り入れ、心身ともにすっきりして元気になることができるとされているのです。脳は作り笑いと本物の笑いを区別できないことに注目したインドの内科医によって提唱されたといわれています。つまり作り笑いでも脳に対しては、本物の笑いと同等の効果があるというのです。冗談、ユーモア、コメディー、落語などによる自然な笑いももちろん良いのですが、ともかく笑うというところが心身に良いのです。

また笑うだけでなく、泣くことも実はこころの健康に良いのではないでしょうか。とりわけ、感動して泣くことはメンタルヘルス維持の特効薬ではないかとさえ思います。女性はさまざまな場面でよく泣きますが、小さい頃から「人前では泣くものではない」と思いこまされてきた男性陣はなかなか泣くことができません。ひょっとしたら、平均寿命が男女で明らかに違うことのいくつかある理由のひとつは、この「泣くこと」にあるのかもしれないというのは少し言いすぎでしょうか。

■「人間関係では現状をある程度容認し、あるがままの姿で受け入れる習慣と心の姿勢を持つ」

うつ病になってしまったひとで、職場の人間関係につまずいたのがきっかけだというひとに出会うことが少なくありません。普段から人間関係を良好に保つ努力をすることはもちろん重要ですが、頑固な上司、気難しい同僚、効率の悪い部下などといった人々の言動や習性を何とか良い方向に変えようと思ったり、コントロールしようと思っても、そうしたことはなかなかできないという事実を認識して受け入れておくことも大切です。自分だってなかなか変えられないのに、ましてそういう他人を変えるのは容易ではありません。たとえ頑固な上司、気難しい同僚、効率の悪い部下であっても、時にはあるがままの姿で受け入れる心の姿勢も大事なのです。

■「人間関係、人生上の出来事すべてに対してなるべく楽観的にとらえること」

楽観しても悲観しても、起こってしまった出来事そのものは変わりません。そうであれば、普段から少しでも楽観的に物事をとらえる訓練をしておきたいものです。人間関係や出来事をことさら悲観的にとらえると、さらに憂うつな気分に拍車がかかり、何とか打開可能な局面があるにもかかわらず物事を諦めやすくなってしまい、さらに良くない出来事を引き起こすことにもなってしまうものです。

こころの重荷になるような出来事が起きてしまってから慌ててそうした訓練をしようと思っても遅いので、普段から少しずつでよいので楽観的なものの見方、とらえ方を身につけるトレーニングを始めてみませんか。

■「たくさんのことを一度にしようとしない（心と身体に余裕を残す習慣を）」

やらなければいけないことは、毎日、実にたくさんあります。ありすぎてどれから手をつけてよいか分からないことも珍しくありません。しかし、やらなければいけないことを一度にしようとすると結局は何もできずにその日一日終わってしまい、自分を責めることになってしまうかもしれません。

そんなときは、重要度や優先度をよく考えて、優先順位の高いものから手をつけることです。しかし、優先順位を簡単につけられないこともしばしばです。そんなときは、あまり厳密に優先順位を考えようとしすぎず、ざっくりとした順位づけでもよいのではないでしょうか。

また重要度や優先度が高いものは、実はそう簡単にできないことも少なくなく、なかなかとりかかる気になれないこともしばしばです。そんなときは、重要度や優先度にこだわりすぎずに順番を変えて、もっとも簡単にできそうなことから済ませてしまうのはどうでしょうか。そうした簡単なことを一つでも二つでもこなせれば、気分も少し持ち上がり、場合によってはもう一つぐらいやってみようかという気になるかもしれません。そうしたらしめたものです。

一つずつきちんとこなしてから次の課題に移るという「縦並び法」だけでなく、時には、いくつかの課題に同時に少しずつ手をつけていくという、いわば「横並び法」も効果的なときもあるように思います。一度試してみてはいかがでしょうか。というのも「縦並び法」では、最初の課題で立ち往生してしまうと何も達成できないまま時間がどんどん過ぎてしまうことになりかねないからです。

「これいつやるの？今でしょっ」というフレーズが流行語になりました。たしかにそうした方が良いことがたくさんあるのですが、明日やってもよいことは思い切って明日に回すということにしてみてはいかがでしょうか。その分、今日は早く休みましょう。あるいは、なかなか時間がとれなくて観られなかった映画を鑑賞してみるのもよいでしょう。あとから振り返ると大切な想い出の晩になっているかもしれません。

■「少なくとも数人のひとと温かい人間関係をつくること（孤立するのを避ける）」

一人でいる方が気が楽で、人付き合いは大儀だと思われるひとも少なくないかもしれません。しかし、時にはふと誰かと話し合いたいと思うこともありますね。しかし、そんなときに話し相手になってくれるひとが急に現れてくれるわけではありません。ひとりでもよいのですが、できれば二、三人ぐらいの気の置けないひとたちとの温かい交流を長年にわたって続けたいものです。

■「ささいなことにこだわらず勝ち目のない口論、対決はせず妥協する」

妥協という言葉にはあまり良い響きはないのが普通です。いつも理論武装して、妥協を許さず相手を論破して持論を徹底して貫き通す。そんな生き方も立派です。しかし、どんな場面でもいつでもどこでもそうした姿勢を崩さない努力には限界が生じるものです。時には負けるが勝ちとは言わないまでも、ことを荒立てず妥協してしまうことも大事ではないでしょうか。そうして得られた心の平穏さや余裕を別の活動に活かした方が、それからの生活がより豊かなものとなるように思います。

■「むしゃくしゃするときは、庭いじり、散歩、ジョギングなど適度に身体を使う」

むしゃくしゃしたり、イライラしたからといって、すぐにこのような対処ができるわけではありません。普段からこういう対処法を考えておき、適度に身体を使う習慣をつくっておくことです。そして、いざというときに実行に移すのです。そして、むしゃくしゃの程度と強さに応じて、どのように身体を動かす対処法が自分にはもっとも効果的であるのかを確かめておくのはいかがでしょうか。そしてそれを次の機会に活かすのです。

メンタルヘルス・クラシックス
Mental Health Classics

CD

デキる社会人とは、"自分のライフスタイルを上手にコントロールできる人"。特に大切なのは、仕事のオン・オフをしっかりと切り替え、ストレスをこまめに対処することです。ウィークデーの朝はすっきり目覚め、休憩時間には上手にリフレッシュをして、仕事がおわったらココロも身体ものんびりクールダウン、一日の終わりはぐっすり快適な睡眠を取る…、そういった理想的な生活の手助けになる、専門医監修のクラシック CD がこのたび登場しました！本作は、ストレスケアの専門医であり、執筆や講演などでも大活躍中の坂元薫先生による選曲 & 監修のクラシック CD で、ライナーにはメンタルヘルス改善のアドバイスが掲載されています。音楽を生活の中で上手に利用して、セルフ・ヒーリングとして役立たせていただくための一枚です。

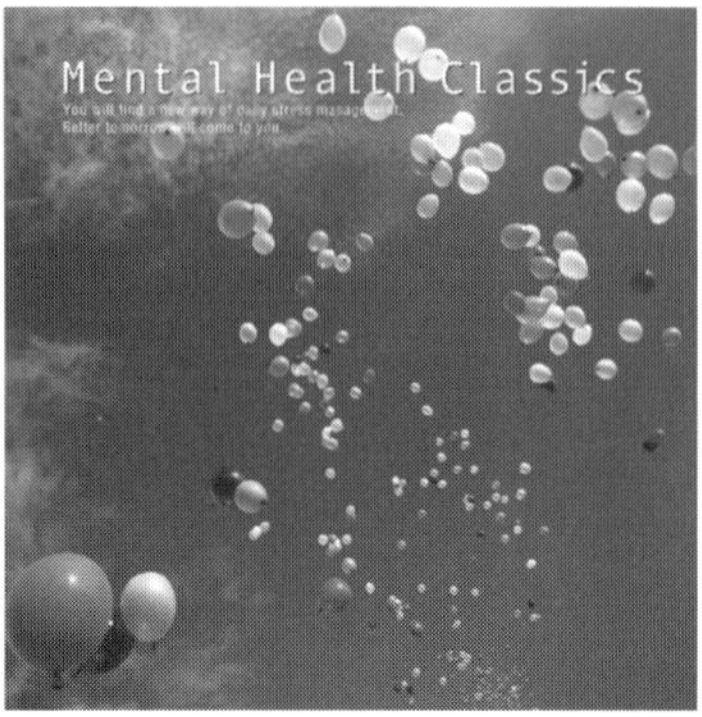

リラシック・シリーズ
定価：¥1,575
DLRC-722　収録時間：79 分　JAN：4961501648510

このような対処法が万全になっていると、ひょっとするとむしゃくしゃすること自体がほとんどなくなってしまうかもしれませんね。

■「1日15分から20分、目をつぶって自分の好きなソフトな音楽を聴く習慣をつける」

どんなジャンルの音楽でもよいでしょう。できれば、穏やかな気分になれるようなソフトな音楽を毎日聴く習慣をつけてみてはどうでしょうか。私も寝る前などに沖縄民謡やショパンの夜想曲などをゆったりと聴いています。忙しくてなかなか時間がとれないかもしれません。しかし、朝起きたときや昼休み、帰宅してほっと一息ついたときや、寝る前など短くてかまわないので好みのソフトな音楽を聴いてみてはどうでしょうか。

そんな場合にちょうどよいものとして、一日のさまざまな場面に相応しい音楽が聴けるように工夫して作ったCD「メンタルヘルス・クラシックス」（デラ社）があります。たとえば爽やかな寝起きのための音楽、出勤前のチャージのための音楽。午前中の一仕事が終わったあとのリフレッシュの音楽。忙しい一日の仕事が終わったあとに聴くクールダウンの音楽、そして快適な眠りを約束してくれる安らぎの調べなどです。

このCD「メンタルヘルス・クラシックス」は、私が選曲、監修、解説を務めたものです。手前味噌となってしまい恥ずかしいのですが、ぜひ、一度手にとって試してみていただければと思います。

3 もう二度とうつ病になりたくないひとへ
―うつ病予防や再発予防のために―

最後に、もう二度とうつ病にならないためにはどうしたらよいかを皆さんと一緒に考えていきたいと思います。かなり以前にカナダのうつ病の自助グループが作成した「うつ病にならないための7つのストップ」（表13）に私の思うところも加味してご紹介していくこととします。

うつ病にならないための7つのストップ

表 13　うつ病にならないための 7 つのストップ

1.	完全主義をやめる。
2.	自分のミスに厳しすぎるのをやめる。
3.	すべてをコントロールしようとするのをやめる。
4.	余計な関わりをもつのをやめる。
5.	自分の体調や健康を無視するのをやめる。
6.	見栄を張って助けを求めないのをやめる。
7.	ストップして自分や家族のために時間をとる。

1. 完全主義をやめる。

完全主義は決して悪くはありません。しかし、いつでも完全主義を貫こうとしていると、いつか疲弊しきってしまうときが来るのではないでしょうか。いま、自分が抱えている仕事や案件や家事は、本当にすべてを完璧にやる必要があるのでしょうか。多少余力を残す程度に済ませられることがあるのではないか、と検討されてみてはどうでしょうか。もちろん本当に完璧を目指して全力をあげてやるべきこともあるはずです。しかしそこまでしなくてもよいのではないかと思えるものもきっとあるのではないでしょうか。そうしたことに対しては、この際、上手に手を抜いてみることも覚えてはいかがでしょうか。そうすることによって生まれてくる自由な時間とこころのゆとりを大切にしたいものですね。(ちなみに今回、本書を書くにあたって、私は完全主義をいかんなく発揮しています(笑))

2．自分のミスに厳しすぎるのをやめる。

どんなことにおいてもミスがないように最大限の努力を払うことはもちろん大切なことですが、多少なりともミスをしてしまうことは誰しもあることです。そうしたミスに厳しすぎて、ミスをした自分を責め続けていると自尊心も失われていくでしょうし、ミスを恐れて新たな行動を起こせなくなってしまうかもしれません。ミスにもさまざまな程度があります。本当に些細なケアレスミスで、誰にも迷惑をかけたり仕事や生活にほとんど影響を及ぼさないようなミスまでくよくよ気に病んでいるひとはいないでしょうか？そうやって自分を責めるのではなく、次にミスをしないような対策を考えることの方がずっと大事なのです。

3．すべてをコントロールしようとするのをやめる。

日々の生活で関係することとすべてをコントロールしようとしないことです。そんなことはなかなかできることではありません。短い間であれば多少はコントロールできるでしょうが、いつまでもそんなことが続くはずがありません。コントロールできないことが出てきたときに自分を責めてしまうことは、空回りを招き、うつ病への近道となってしまいます。

4．余計な関わりをもつのをやめる。

いろいろなこととの関わりがたくさんあることは決して悪いことではありません。たとえば、趣味のサークル活動などは、仕事から離れて、非日常的な楽しみをもたらしてくれることでしょう。そうした活動が生きがいを感じさせてくれるかもしれません。

一方、思わぬ煩わしい人間関係が生じてしまい、かえって苦痛になってしまうこともあるかもしれません。また、引き受けなくてもよい役割を受けてしまい、あとでそれが大きな負担になって、本業にも影響してしまうなどということもあるのではないでしょうか。周囲から見るとそこまでして趣味の活動をしなくてもよいとも思うのですが、その世界にどっぷりとつかってしまうとなかなかそう思えるものではありません。そうした場合は、周囲のひとの意見も聞いて、少しそうした関わりを減らすことを考えた方が良いときもあるでしょう。

また、今日は顔をださなくてもよい会合やパーティーなどであっても欠席する勇気がなくて無理をして参加していることはありませんか。無理をして参加してみたら、思いのほか楽しかった、少々無理をしてよかったと思えることもあるかもしれません。また思わぬ出会いがあって人生が豊かになったということが起きるかもしれません。そういう場合には、一見余計とも思える関わりを持ってよかったということになります。ですから、何が余計な関わりで何が余計ではないかという判断は意外に難しいものですね。

5. 自分の体調や健康を無視するのをやめる。

そうした「何が余計で、何が余計ではないか」の判断のひとつの目安は、自分の体調や健康状態と相談することではないでしょうか。今日は、あまり体調が良くないと思ったり、どうしても気乗りがしないなどというときは、それを無視することをやめて、会合やパーティーを欠席してもよいのではないでしょうか。自分の体調や健康状態と相談することを忘れないことです。

6. 見栄を張って助けを求めないのをやめる。

こんなことでひとに助けを求めたら恥ずかしいとか、いまさらこんなことは聞けない、そんなことをしたら面目がつぶれてしまうと思うこともあるでしょう。しかし、いつもそんな見栄を張っていないで、時にはきちんと周囲にヘルプを出すことも考えませんか。

「聞くは一時の恥、聞かぬは一生の恥」となることだってあるのです。普段から、困った時のことを想定して、どのように助けを求めるかのイメージトレーニングを積んでおいてはいかがでしょうか。

7. ストップして自分や家族のために時間をとる。

そして、日々の生活でどれだけ自分や家族のための時間をとっているかをもう一度ふりかえってみませんか。仕事に追われて自分が楽しめる時間などほとんどないことがはっきりすることもあるでしょう。また家族とともに過ごした時間などほとんどないことにいまさらながら気づくかもしれません。しかし、ここで今一度、「ストップして自分や家族のために時間をとる」ことを考えてみませんか。

この7つのストップは、講演で全国各地をめぐるたびにいつも紹介しているものです。そのたびに思うのですが、自分自身がはたしてどれだけこれらをストップできているかと。確実にできているのは、実は「自分のミスに厳しすぎるのをやめる」ぐらいのものでしょうか。そのほかのストップは、実行に移すべく日々努力をしている最中なのです。そうやって、私自身もうつ病予防に努めていることを白状いたします。

あとがき

ここまでお読みいただきありがとうございました。いかがでしたでしょうか。

うつ病はとてもポピュラーな病気です。双極性障害はそんなうつ病とは切っても切れない、うつ病にとても密接に関連する病気です。

おそらくありとあらゆる病気のなかでも、もっともつらい病気のひとつではないでしょうか。生きる楽しみが奪われ、それどころか生きる希望すべてを失ってしまうことさえあります。場合によっては命にかかわる病気であるのに、癌や脳梗塞や糖尿病や心筋梗塞といった他の病気と決定的に異なるのは、自分自身では治療の対象となる病気だとは思えないこと、そして治る病気だとはどうしても思えないことなのです。

この数年著名人の自死が続きました。そんなときあるテレビのモーニングショーに出演して自分の思うことを全国数百万人といわれる視聴者の方々に語りかけました。「ご覧になっていらっしゃる方々のなかには『来る日も来る日も憂うつで生きていても仕方がない。早く消えてしまいたい。そうして、早く楽になりたい』と思っている方もいるかもしれません。でも、うつ病は地道に治療を続けていれば、必ず良くなります。そしてあのときに死ななくてよかったと心の底から思えるときが必ず来ます、このことだけは忘れないでください」と、まるで心の叫びのように語りました。

私のそんな心からの叫びが該当される方に届いていることを強く願っているのですが、ではうつ病や双極性障害やそれらに関連する不安症や不眠症とはどういう病気でどのように治療するのか、どこで治療を受けたらよいのか。などなどの疑問が当然生じるはずです。そこで自身のこれまで40年間の精神科医としてのうつ病や双極性障害をめぐる臨床経験のエッセンスをぜひ一冊の本にして伝えたいと思うようになりました。

奇しくも私の出演した番組をたまたまご覧になった日本プランニングセンターの今村茂樹氏からの出版のお誘いがそんな私の執筆を後押ししてくださることとなりました。終始出版にあたりご援助ご助言いただいた今村氏にこの場を借りて感謝したいと思います。

うつ病や双極性障害の治療で一番大事なことは、「希望を処方すること」だとずっと思い続けてきました。そんなことをいっても、ありとあらゆる病気のなかでももっとも希望を持てなくなる病気がうつ病や双極性障害ではないかとも思うのです。そうした病に苦しむ方々がどのようにしたら少しでも希望の光を見ることができるか。あの手この手をいつもいつも考え続けています。そうやって考え続け、お一人おひとりにかすかでもよいから希望の光を届け、いずれはかつての笑顔とそのひとらしい輝きを取り戻せるような手助けをすることが精神科医の至高の使命だと思っています。

本書がそんな「読む抗うつ薬」となって読者の皆さんの希望へとつながるのであれば望外の喜びと考えて筆を置きたいと思います。ここまでお読みいただき本当にありがとうございました。

2023年5月末　新緑の石神井公園 三宝寺池「希望の泉」にて

坂元薫

著者略歴

坂元 薫（さかもと かおる）

1956 年東京生まれ（ルーツは鹿児島県串木野の金鉱山）。栄光学園中・高を経て 1982 年、東京医科歯科大学医学部卒業。その後、東京女子医科大学神経精神科にて研修。1984 年、同大学助手。1985 ～ 87 年、旧西ドイツ政府給費留学生としてボン大学精神科留学。1989 年、医学博士。1993 年、東京女子医科大学神経精神科講師、1999 年、同大学助教授。2007 年、同大学教授に就任。2016 年、赤坂クリニック坂元薫うつ治療センター長。2020 年、赤坂クリニック院長に就任。気分障害、不安症の臨床と研究に従事。臨床面での実務や研究だけでなく、さまざまな講演や著書を通じて、広く心の病に対する「正しい知識の普及」に注力した啓発活動を行っている。心の病に関する最新の知見が語られる講演は、幅広い層から人気を博しており、講演回数は約 1400 回に及ぶ。また、自殺予防対策などを目的とした啓発のための講演活動で全国を回り、2018 年 9 月には講演全国 5 周（全都道府県で 5 回以上の講演）を実現している。2023 年 6 月現在、講演全国 6 周達成まであと 2 県に迫り、全国 7 周達成までもあと 10 県に迫っている。日々の診療や研究、講演活動の傍ら、自然の草花を愛し、ブラームス、ショパン、ラフマニノフの音楽に傾倒し、ピアノ演奏、チェロ演奏と早朝ランをこよなく愛する日々を送っている。

読む抗うつ薬を届けます

もう生きていたくないと思ったことがあるあなたへ

2023年9月20日　第1版第1刷発行

著　者　坂元薫
発行者　今村栄太郎
発行所　㈱日本プランニングセンター
〒271-0064　千葉県松戸市上本郷2760-2
電話 047-361-5141（代）FAX 047-361-0931
http://www.jpci.jp　e-mail：jpc@jpci.jp
イラスト　しんざきゆき
印刷・製本　モリモト印刷株式会社

ISBN 978-4-86227-017-7 C0047